Dr. Manila Jain

Importância dos tecidos moles na implantodontia

Dr. Manila Jain

Importância dos tecidos moles na implantodontia

ScienciaScripts

Imprint

Any brand names and product names mentioned in this book are subject to trademark, brand or patent protection and are trademarks or registered trademarks of their respective holders. The use of brand names, product names, common names, trade names, product descriptions etc. even without a particular marking in this work is in no way to be construed to mean that such names may be regarded as unrestricted in respect of trademark and brand protection legislation and could thus be used by anyone.

Cover image: www.ingimage.com

This book is a translation from the original published under ISBN 978-620-8-41719-2.

Publisher:
Sciencia Scripts
is a trademark of
Dodo Books Indian Ocean Ltd. and OmniScriptum S.R.L publishing group

120 High Road, East Finchley, London, N2 9ED, United Kingdom
Str. Armeneasca 28/1, office 1, Chisinau MD-2012, Republic of Moldova, Europe
Managing Directors: Ieva Konstantinova, Victoria Ursu
info@omniscriptum.com

Printed at: see last page
ISBN: 978-620-3-34105-8

IMPORTÂNCIA DOS TECIDOS MOLES NA IMPLANTOLOGIA DENTÁRIA

Índice

Capítulo 1: Introdução à importância dos tecidos moles na Implantologia

A medicina dentária com implantes mudou drasticamente o panorama da medicina dentária de restauração, oferecendo aos pacientes uma solução permanente e fiável para substituir dentes em falta. Embora grande parte da atenção no tratamento com implantes seja colocada nos aspectos técnicos do próprio implante - como a osteointegração (a integração do implante no osso), a qualidade do osso e o desenho do implante - um aspeto frequentemente negligenciado, mas igualmente crucial, é o tecido mole que rodeia o implante. A saúde e a gestão dos tecidos moles peri-implantares são vitais para o sucesso dos implantes dentários, influenciando os resultados funcionais e estéticos.

Papel dos tecidos moles na Implantologia

Os tecidos moles à volta dos implantes dentários, que incluem a gengiva (gengivas) e a mucosa (revestimento oral), desempenham vários papéis essenciais que afectam diretamente a longevidade e a estética do implante. A gestão adequada dos tecidos moles é tão importante como a colocação do implante, uma vez que protege o osso subjacente, assegura a integração funcional e contribui para o aspeto geral da restauração.

1. **Proteção das estruturas subjacentes:** A principal função dos tecidos moles que rodeiam um implante é proteger o osso subjacente e o implante. Os tecidos moles saudáveis funcionam como uma barreira à infiltração bacteriana, que pode levar à peri-implantite, uma condição que pode causar a falha do implante. Os tecidos mucosos e gengivais criam um selo à volta do implante, reduzindo o risco de infeção ao impedir que as bactérias atinjam os tecidos mais profundos e o osso.

   Além disso, os tecidos moles também absorvem as tensões mecânicas da mastigação e do ranger de dentes. Sem um suporte gengival e mucoso suficiente, o implante pode sofrer uma maior tensão no osso circundante, levando à reabsorção óssea e à instabilidade.

2. **Considerações estéticas:** O tecido mole desempenha um papel crucial na obtenção de uma estética natural, particularmente nas regiões anteriores (frente) da boca, onde a estética é fundamental. O aspeto da gengiva à volta do implante, muitas vezes referido como "margem gengival", contribui significativamente para o aspeto geral da restauração. Os tecidos gengivais bem contornados que correspondem à cor e textura das gengivas naturais circundantes podem tornar o implante indistinguível dos dentes circundantes.

   Por outro lado, um tecido gengival fino ou insuficiente pode resultar num sorriso gengival pouco natural ou expor os componentes metálicos do implante. Um volume inadequado de tecido mole também pode causar recessão ao longo do tempo, revelando o implante e comprometendo o resultado estético. Assim, a qualidade, o contorno e a cor do tecido mole são essenciais para obter resultados estéticos óptimos .

3. **Manutenção da estabilidade do implante:** A estabilidade do implante dentário é diretamente influenciada pela saúde dos tecidos moles circundantes. Uma mucosa peri-implantar bem formada e saudável ajuda a manter a integração do implante com o osso, conhecida como osseointegração. Este processo é essencial para o sucesso do implante a longo prazo. Qualquer inflamação ou recessão dos tecidos moles pode desestabilizar o implante, conduzindo a potenciais complicações, tais como mobilidade do implante, infeção e mesmo fracasso.

Além disso, o tecido mole contribui para manter o alinhamento correto do implante na boca, particularmente nos casos em que são colocados vários implantes muito próximos. O tecido mole suporta o implante e a restauração protética, assegurando o seu funcionamento eficaz e confortável na cavidade oral.

DESAFIOS DOS TECIDOS MOLES NA IMPLANTOLOGIA DENTÁRIA

Apesar da sua importância, a gestão dos tecidos moles à volta dos implantes dentários pode representar um desafio. Vários factores podem comprometer a qualidade e a quantidade de tecido mole peri-implantar:

- **Volume insuficiente dos tecidos moles**: Alguns pacientes podem ter tecidos gengivais finos ou insuficientes, quer devido à genética, a traumas anteriores ou a doenças periodontais. Isto pode resultar num resultado menos estável e menos estético.

- **Peri-Implantite**: A inflamação e infeção à volta do implante, conhecida como peri-implantite, pode levar à rutura dos tecidos moles e duros que rodeiam o implante. Esta condição é frequentemente causada por uma má higiene oral, tabagismo ou tensão mecânica excessiva sobre o implante.

- **Recessão dos tecidos gengivais**: Com o tempo, as gengivas à volta do implante podem recuar, expondo o implante e afectando a aparência. Isto pode ser particularmente preocupante nas zonas estéticas, onde a recessão gengival pode afetar negativamente o sorriso.

- **Cicatrização inadequada**: Após a colocação do implante, se o tecido mole não cicatrizar corretamente à volta do implante, pode levar a complicações como a retração do tecido ou a osteointegração tardia.

Técnicas de gestão dos tecidos moles

Para ultrapassar estes desafios e otimizar a saúde dos tecidos moles à volta dos implantes dentários, são utilizadas várias técnicas e procedimentos. Estas técnicas são especialmente importantes nos casos em que o tecido mole é insuficiente ou não está saudável:

1. **Enxerto de tecidos moles:** O enxerto de tecido mole é uma técnica comummente utilizada para aumentar ou melhorar a quantidade e a

qualidade do tecido mole à volta do implante. O procedimento envolve a colheita de tecido do palato do paciente ou a utilização de tecido de dador para adicionar volume à gengiva. Este procedimento é particularmente útil em casos de biótipo gengival fino ou quando já ocorreu recessão à volta do implante.

Existem vários tipos de técnicas de enxertia, tais como:

- o **Enxerto gengival livre**: Uma porção do tecido gengival do próprio paciente é retirada e enxertada na área em redor do implante.

- o **Enxerto de tecido conjuntivo**: O tecido é colhido por baixo da superfície da gengiva, proporcionando uma camada de tecido mais flexível e duradoura.

- o **Aloenxertos ou xenoenxertos**: Em alguns casos, pode ser utilizado tecido de um dador para aumentar o tecido mole à volta do implante.

2. **O papel do laser na gestão de tecidos moles:** Os lasers tornaram-se uma ferramenta integral na gestão dos tecidos moles, oferecendo soluções minimamente invasivas para moldar, contornar e tratar os tecidos peri-implantares. O tratamento com laser reduz o desconforto pós-operatório, minimiza a hemorragia e acelera o processo de cicatrização.

3. **Engenharia de tecidos e abordagens regenerativas:** Os recentes avanços na engenharia de tecidos proporcionaram novos métodos para regenerar os tecidos moles à volta dos implantes. Estas técnicas envolvem a utilização

de factores de crescimento, células estaminais e materiais de suporte para estimular o crescimento de novos tecidos moles em áreas onde estes são deficientes. Esta abordagem é promissora para uma gestão mais previsível e eficaz dos tecidos moles na implantologia dentária.

Conclusão

A gestão dos tecidos moles é a pedra angular de uma implantologia dentária bem sucedida. A saúde, quantidade e qualidade dos tecidos moles que rodeiam os implantes dentários são fundamentais para o sucesso funcional e estético das restaurações com implantes. Ao compreender o papel crítico dos tecidos moles e ao empregar técnicas eficazes, tais como enxertos de tecidos moles, terapia laser e abordagens regenerativas, os profissionais de medicina dentária podem otimizar os resultados dos procedimentos de implantes, assegurando estabilidade, função e estética natural a longo prazo para os seus pacientes. A gestão adequada dos tecidos moles não só contribui para o sucesso físico do implante, como também aumenta a satisfação do paciente, tornando-a um aspeto indispensável da moderna implantologia dentária.

Referências:

1. Buser, D., Martin, W., & Belser, U.C. (2004). Otimização da estética para restaurações com implantes no maxilar anterior: considerações anatómicas e cirúrgicas. International Journal of Oral & Maxillofacial Implants, 19(suppl), 43-61.

2. Zucchelli, G., & Mazzotti, C. (2017). Gestão de tecidos moles em torno de

implantes dentários. Periodontologia 2000, 73(1), 117-132.

3. Misch, C.E., & Perel, M.L. (2008). Considerações sobre os tecidos moles com implantes dentários. Em Contemporary Implant Dentistry (3ª ed., pp. 325-339). St. Louis: Mosby.

4. Aghaloo, T.L., & Moy, P.K. (2007). Que técnicas de aumento de tecido duro são mais bem sucedidas no fornecimento de suporte ósseo para a colocação de implantes? International Journal of Oral & Maxillofacial Implants, 22(Suppl), 49-70.

5. Linkevicius, T., & Apse, P. (2008). A influência do material do pilar no comportamento dos tecidos moles periimplantares e na estabilidade da crista óssea: Uma revisão sistemática. Clinical Oral Implants Research, 19(4), 414-424.

6. Cairo, F., Pagliaro, U., & Nieri, M. (2008). Gestão de tecidos moles em locais de implantes. Jornal de Periodontologia Clínica, 35(8 Suppl), 163-167. Prato, G.P., Rotundo, R., & Tinti, C. (2013). Integração dos tecidos moles peri-implantares: Gestão de tecidos moles nas interfaces cirúrgicas e protéticas para alcançar resultados óptimos. Implantologia clínica e investigação relacionada, 15(5), 666-675.

7. Berglundh, T., Lindhe, J., & Ericsson, I. (1991). Reação dos tecidos moles à formação de placa em diferentes sistemas de implantes. Um estudo comparativo num cão. Clinical Oral Implants Research, 2(2), 55-62.

Capítulo 2: Papel dos tecidos moles no sucesso dos resultados dos implantes

Os implantes dentários tornaram-se o padrão de ouro para a substituição de dentes em falta, oferecendo benefícios funcionais e estéticos aos pacientes. No entanto, o sucesso dos procedimentos de implantes dentários vai para além da qualidade do próprio implante e do osso circundante. O tecido mole peri-implantar, que inclui a gengiva e a mucosa, desempenha um papel fundamental para garantir o sucesso do implante a longo prazo. Este capítulo irá aprofundar as várias formas como os tecidos moles contribuem para o sucesso global dos implantes dentários, incluindo a sua influência na estabilidade do implante, na prevenção de complicações, nos resultados estéticos e na satisfação do doente.

1. Barreira contra a infeção

Uma das principais funções dos tecidos moles à volta de um implante dentário é atuar como uma barreira protetora entre o implante e o ambiente oral. A gengiva e a mucosa formam um selo natural à volta do implante, ajudando a evitar que as bactérias entrem no local do implante e causem infecções, como a peri-implantite.

A peri-implantite, uma condição inflamatória que afecta os tecidos à volta do implante, é uma das causas mais comuns de fracasso dos implantes. Se os tecidos moles à volta do implante forem saudáveis e bem formados, funcionam como uma forte defesa contra a colonização microbiana, reduzindo o risco de infeção e inflamação. A formação de um "selo biológico" entre o tecido mole e a superfície do implante é fundamental para proteger o osso subjacente e promover uma osteointegração bem sucedida.

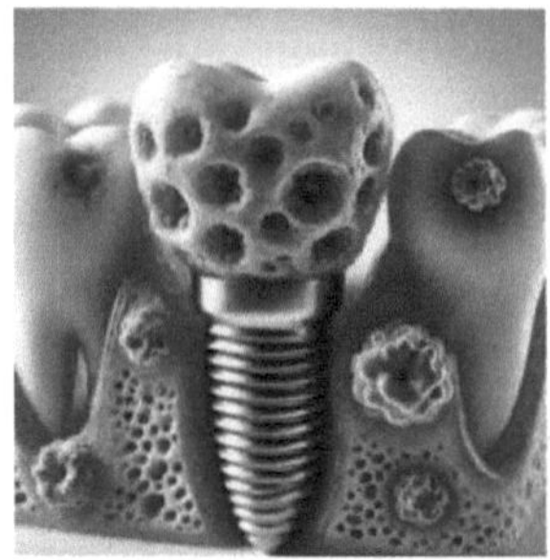

2. Manutenção da saúde óssea e da estabilidade dos implantes

O sucesso de um implante não depende apenas da integração do implante com o osso (osteointegração), mas também da saúde dos tecidos moles circundantes. Um tecido mole peri-implantar saudável ajuda a estabilizar o implante ao fornecer suporte mecânico, reduzindo as forças transmitidas ao osso. Quando os tecidos moles são deficientes ou se retraem, o implante pode sofrer um aumento da tensão e da carga, levando à reabsorção óssea e a uma eventual falha.

Para além do suporte mecânico, os tecidos moles também desempenham um papel essencial na manutenção da saúde óssea. Um colar de tecidos moles bem conservado à volta do implante impede a exposição da superfície do implante a bactérias orais, minimizando assim o risco de perda óssea. A presença de tecidos moles saudáveis contribui para uma melhor adaptação dos tecidos, reduzindo as hipóteses de perda óssea e de falha do implante ao longo do tempo.

3. Resultados estéticos

As considerações estéticas são especialmente importantes nas colocações de implantes anteriores, onde as gengivas desempenham um papel crucial na aparência geral do sorriso. O aspeto do tecido mole peri-implantar pode ser decisivo para o sucesso de um implante dentário em termos de estética. Um tecido gengival saudável que corresponda à cor, contorno e textura das gengivas naturais circundantes cria um resultado perfeito e de aspeto natural.

O "biótipo gengival", que se refere à espessura e ao contorno do tecido gengival, influencia significativamente o resultado estético. Um tecido mole fino ou insuficiente à volta do implante pode resultar em componentes metálicos visíveis do implante ou numa linha gengival não natural, comprometendo o aspeto estético. Para além disso, a recessão das gengivas ao longo do tempo pode expor o implante, conduzindo a um resultado inestético. A gestão adequada dos tecidos moles garante que a restauração do implante permanece visualmente agradável, com contornos de gengiva suaves e de aspeto saudável que se misturam perfeitamente com o tecido circundante.

4. Prevenção da peri-implantite e de outras complicações

O sucesso a longo prazo dos implantes dentários é fortemente influenciado pela capacidade de prevenir complicações, incluindo a peri-implantite, a rutura dos tecidos e a falha do implante. Os tecidos moles desempenham um papel central na prevenção destes problemas, proporcionando um ambiente robusto e saudável para o desenvolvimento do implante.

Quando o tecido mole à volta de um implante não é gerido adequadamente, ou quando recua ou fica inflamado, existe um risco acrescido de acumulação de bactérias e de infeção. Isto pode levar à peri-implantite, um processo destrutivo que envolve a inflamação do tecido mole e do osso à volta do implante. A gestão adequada dos tecidos moles - através de manutenção regular, boas práticas de higiene oral e técnicas como o enxerto de tecidos moles - ajuda a garantir que os tecidos moles permanecem saudáveis, reduzindo assim o risco de complicações peri-implantares.

5. Os tecidos moles e o sucesso dos implantes: O impacto do biótipo e da espessura

O tipo e a espessura do tecido mole que envolve o implante desempenham um papel significativo na determinação do sucesso do implante. Existem geralmente dois tipos de biótipos gengivais: fino e espesso.

- **Biótipo espesso**: O tecido gengival espesso é tipicamente mais resistente e menos propenso a recessão. Também oferece uma melhor proteção contra a invasão bacteriana, o que o torna uma condição favorável à estabilidade do implante e ao sucesso a longo prazo.

- **Biótipo fino**: Os tecidos moles finos são mais vulneráveis à recessão e este tipo de biótipo está associado a um maior risco de complicações relacionadas com os implantes, tais como problemas estéticos e maior suscetibilidade à peri-implantite.

Estudos demonstraram que os implantes colocados em locais com um biótipo mais espesso tendem a ter resultados mais favoráveis, tanto em termos de estética como de estabilidade funcional. Por este motivo, os profissionais de medicina dentária avaliam frequentemente o biótipo do tecido mole antes de planearem a colocação de implantes e, nos casos em que o tecido é demasiado fino, podem recomendar o enxerto de tecido mole para melhorar as hipóteses de sucesso.

6. Técnicas para melhorar a saúde dos tecidos moles à volta dos implantes

Dado o papel fundamental que os tecidos moles desempenham no sucesso dos implantes, manter ou melhorar a saúde dos tecidos moles é essencial para obter resultados óptimos. Podem ser utilizadas várias técnicas para melhorar os tecidos moles à volta dos implantes dentários:

1. **Enxerto de Tecido Mole**: Em casos de gengiva fina ou recuada, podem ser utilizadas técnicas de enxerto de tecidos moles - tais como enxerto gengival livre, enxerto de tecido conjuntivo ou aloenxertos - para aumentar o volume dos tecidos moles. Isto não só melhora a estética do implante, como também proporciona uma melhor proteção contra a invasão bacteriana e o stress mecânico.

2. **Gestão de tecidos moles assistida por laser**: A tecnologia laser revolucionou a forma como os tecidos moles são geridos à volta dos implantes. Os procedimentos assistidos por laser são minimamente invasivos, com tempos de cicatrização mais rápidos e menor desconforto pós-operatório. Os lasers podem ser utilizados para contornar as gengivas, eliminar o tecido inflamado e estimular a regeneração dos tecidos.

3. **Manutenção peri-implantar**: Após a colocação do implante, é crucial manter os tecidos moles peri-implantares saudáveis. São necessários exames dentários regulares, limpezas profissionais e práticas adequadas de higiene oral em casa

(incluindo a utilização de escovas interdentais e dispositivos de limpeza de tecidos moles) para evitar a acumulação de placa bacteriana e bactérias em redor do local do implante.

4. **Engenharia de tecidos e abordagens regenerativas**: O futuro da gestão dos tecidos moles na implantologia reside nas técnicas regenerativas, como a terapia com células estaminais, as aplicações de factores de crescimento e a engenharia de tecidos. Estas abordagens de vanguarda têm como objetivo regenerar os tecidos moles perdidos ou deficientes, melhorando os resultados estéticos e a estabilidade dos implantes a longo prazo.

7. Conclusão

O papel dos tecidos moles na implantologia dentária não pode ser exagerado. Desde servir como barreira protetora contra infecções até contribuir para o resultado estético geral, um tecido mole peri-implantar saudável é essencial para o sucesso a longo prazo dos implantes dentários. A gestão adequada dos tecidos moles assegura que o implante permanece estável, funcional e esteticamente agradável durante muitos anos.

Através de uma atenção cuidadosa à qualidade e ao biótipo dos tecidos moles, e da utilização de técnicas avançadas como o enxerto de tecidos moles e a terapia laser, os profissionais de medicina dentária podem aumentar significativamente as hipóteses de sucesso do implante e a satisfação do paciente. O objetivo final é criar uma relação harmoniosa entre o implante e os tecidos circundantes, assegurando que o implante funciona tão eficazmente como os dentes naturais que substitui, tanto em termos de forma como de função.

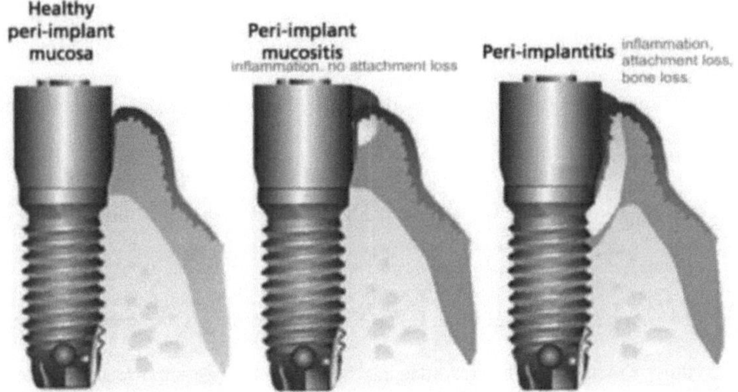

Referências:

1. Grunder, U., Polizzi, G., Goené, R., Hatano, N., Henry, P., Jackson, WJ. &Ticinesi, A. (2005). Um relatório de acompanhamento prospetivo multicêntrico de 3 anos sobre a colocação imediata e retardada de implantes. International Journal of Oral & Maxillofacial Implants, 20(4), 599-607.

2. Linkevicius, T., & Apse, P. (2008). A influência do material do pilar no comportamento dos tecidos moles periimplantares e na estabilidade da crista óssea: Uma revisão sistemática. Clinical Oral Implants R esearch, 19(4), 414-424. oi:10.1111/j.1600-0501.2007.01498.x

3. Berglundh, T., Lindhe, J., & Ericsson, I. (1991). Reação dos tecidos moles à formação de placa em diferentes sistemas de implantes. Um estudo comparativo num cão. Clinical Oral Implants Research, 2(2), 55-62.

4. Zucchelli, G., & Mazzotti, C. (2017). Gestão de tecidos moles à volta de

implantes dentários. Periodontologia 2000, 73(1), 117-132.

5. Buser, D., Martin, W., & Belser, U.C. (2004). Otimização da estética para restaurações com implantes no maxilar anterior: considerações anatómicas e cirúrgicas. International Journal of Oral & Maxillofacial Implants, 19(suppl), 43-61.

6. Cairo, F., Pagliaro, U., & Nieri, M. (2008). Gestão de tecidos moles em locais de implantes. Jornal de Periodontologia Clínica, 35(8 Suppl), 163-167. Aghaloo, T.L., & Moy, P.K. (2007). Que técnicas de aumento de tecido duro são mais bem sucedidas no fornecimento de suporte ósseo para a colocação de implantes? International Journal of Oral & Maxillofacial Implants, 22(Suppl), 49-70.

7. Prato, G.P., Rotundo, R., & Tinti, C. (2013). Integração de tecidos moles peri-implantares: Gestão de tecidos moles nas interfaces cirúrgicas e protéticas para alcançar resultados óptimos. Implantologia clínica e investigação relacionada, 15(5), 666-675.

Capítulo 3: Anatomia e biologia dos tecidos moles orais

A anatomia e a biologia dos tecidos moles orais são essenciais para compreender o seu papel na implantologia dentária. Estes tecidos não só servem de barreira protetora, como também contribuem para a manutenção da saúde oral, da estética e do sucesso a longo prazo dos implantes dentários. Este capítulo irá explorar as diferentes camadas e tipos de tecidos moles orais, as suas funções biológicas e a forma como estes tecidos interagem com os implantes dentários.

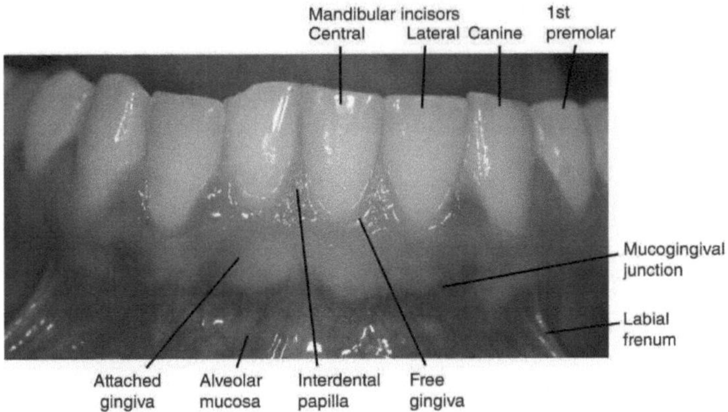

1. Visão geral dos tecidos moles orais

Os tecidos moles orais são constituídos por vários tipos de tecidos epiteliais e conjuntivos que formam o revestimento da cavidade oral. Estes tecidos estão envolvidos numa variedade de funções importantes, incluindo proteção, sensação, secreção e suporte. Os principais tecidos moles orais que estão envolvidos na dentisteria de implantes incluem

- **Gengiva**: O tecido gengival que envolve os dentes e os implantes.

Mucosa: O tecido de revestimento da cavidade oral, incluindo a mucosa bucal e palatina.

- **Ligamento periodontal**: O tecido conjuntivo que suporta a raiz do dente na sua cavidade, embora não esteja diretamente envolvido nos implantes.

- **Mucosa alveolar**: O tecido mais flexível e móvel que reveste a parte do maxilar que contém os dentes.

- **Sulco**: O espaço pequeno, em forma de V, entre os dentes e as gengivas, que é importante para a saúde e a fixação do implante.

Estes tecidos variam em termos de estrutura e função, consoante a sua localização na cavidade oral. A mucosa do palato, por exemplo, é mais resistente e mais espessa do que a mucosa das áreas bucal ou labial, que é mais fina e mais flexível.

2. A gengiva: Estrutura e função

A gengiva é a estrutura de tecido mole mais importante na implantologia dentária. Rodeia o implante dentário e serve como primeira linha de defesa contra a invasão bacteriana e as forças mecânicas. A gengiva é constituída por duas camadas:

- **Epitélio oral**: A camada mais externa, que é queratinizada e resistente, fornecendo proteção contra traumas mecânicos, desidratação e infeção.

- **Tecido Conjuntivo**: A camada subjacente que contém fibras de colagénio, fibroblastos e outras células que ajudam a fixar a gengiva ao osso subjacente.

O gin giva é classificado em dois tipos principais:

- **Gengiva aderida**: Esta é a parte da gengiva que está firmemente ligada ao osso subjacente. Está localizada à volta do dente ou do implante e fornece uma base estável para a fixação.

- **Gengiva livre**: Esta é a porção móvel da gengiva que rodeia o dente ou implante de forma semelhante a um manguito e forma o sulco gengival. Esta área é crucial para manter a saúde do implante e dos tecidos circundantes.

Em implantologia dentária, a saúde e a espessura da gengiva à volta do implante são cruciais para garantir a estabilidade do implante, prevenir infecções e obter resultados esteticamente agradáveis.

3. Mucosa: O tecido mole que reveste a cavidade oral

A mucosa da cavidade oral é constituída por várias áreas distintas que estão envolvidas em diferentes funções:

- **Mucosa bucal**: O revestimento das bochechas e da área vestibular. Este tecido é mais fino do que a gengiva e mais móvel.

- **Mucosa palatina**: O tecido que cobre o céu da boca. A mucosa palatina é mais espessa e mais resistente a forças mecânicas do que a mucosa bucal.

- **Mucosa labial**: O tecido no interior dos lábios. É fino e móvel e forma a fronteira entre a cavidade oral e o ambiente externo.

Estes tecidos mucosos são importantes no contexto da implantologia dentária, uma vez que proporcionam cobertura e proteção adicionais ao local do implante, particularmente em áreas onde a gengiva pode ser fina ou deficiente.

4. Propriedades biológicas dos tecidos moles orais

Os tecidos moles orais possuem propriedades biológicas únicas que os ajudam a desempenhar os seus papéis protetor e funcional. Estas propriedades incluem:

- Queratinização: O processo pelo qual as células epiteliais produzem queratina, uma proteína resistente que ajuda a proteger os tecidos de danos mecânicos, desidratação e infeção. O grau de queratinização varia nas diferentes áreas da boca. Por exemplo, a gengiva é fortemente queratinizada, enquanto a mucosa bucal o é menos.

- **Angiogénese**: O processo de formação de novos vasos sanguíneos. Um fornecimento adequado de sangue é essencial para manter a saúde dos tecidos moles orais e apoiar o processo de cicatrização após a cirurgia de implantes.

- **Produção de colagénio**: As fibras de colagénio no tecido conjuntivo proporcionam integridade estrutural e suporte para os tecidos orais. Também ajudam a fixar os tecidos moles ao osso subjacente. O equilíbrio entre a produção e a degradação de colagénio é crucial para a cicatrização de feridas e a regeneração de tecidos após a colocação de implantes.

- **Defesa imunológica**: Os tecidos moles orais têm um papel importante na defesa imunitária. A cavidade oral está constantemente exposta a uma variedade de microorganismos e o revestimento da mucosa produz péptidos antimicrobianos, anticorpos e mediadores inflamatórios que ajudam a prevenir a infeção.

5. A mucosa peri-implantar

A mucosa peri-implantar refere-se ao tecido mole que envolve um implante dentário. É constituída por um tecido gengival semelhante a um manguito que se estende desde o implante até à cavidade oral. A saúde da mucosa peri-implantar está diretamente relacionada com o sucesso do implante e com a prevenção de complicações como a peri-implantite. Os principais aspectos da mucosa peri-implantar incluem:

- **Mucosa queratinizada**: Esta é a camada espessa e resistente da mucosa que envolve o implante e que ajuda a proteger o implante de desafios mecânicos e bacterianos. Uma quantidade suficiente de mucosa queratinizada é importante para o sucesso do implante a longo prazo e pode reduzir o risco de doença peri-implantar.

- **Selo biológico**: O epitélio juncional, localizado na base do sulco, forma uma barreira natural contra a invasão bacteriana. Este selo biológico ajuda a impedir a penetração de bactérias e protege o implante de infecções.

- **Fixação dos tecidos moles**: A fixação do tecido mole à superfície do implante é crucial para a estabilidade do implante. Os tecidos moles devem formar uma ligação estável e firme ao pilar do implante para evitar a acumulação de bactérias e placa bacteriana, que pode levar à peri-implantite.

6. Cicatrização de feridas e regeneração de tecidos

O processo de cicatrização após a colocação de implantes dentários é influenciado pela biologia dos tecidos moles. Os tecidos moles orais são submetidos a uma série complexa de eventos após a colocação do implante, incluindo inflamação, proliferação e remodelação. A cicatrização adequada dos tecidos moles é fundamental para assegurar a integração do implante com o osso circundante (osteointegração) e para obter um resultado estético.

- **Inflamação**: Imediatamente após a colocação do implante, há uma resposta inflamatória natural que ajuda a eliminar quaisquer detritos e bactérias do local da cirurgia.

- **Proliferação**: Durante esta fase, os fibroblastos e outras células proliferam para preencher o espaço da ferida e formar um novo tecido.

- **Remodelação**: Na fase final, o tecido recém-formado torna-se mais organizado e maduro, levando a uma fixação estável da gengiva à superfície do implante.

A presença de tecido mole saudável e bem vascularizado é essencial durante este processo de cicatrização. A insuficiência de tecido mole à volta do implante pode resultar num atraso da cicatrização, num aumento do risco de infeção e numa eventual falha do implante.

7. Impacto dos tecidos moles no sucesso dos implantes

As propriedades biológicas dos tecidos moles orais afectam diretamente o sucesso e a longevidade dos implantes dentários. Os principais factores que influenciam a saúde dos tecidos moles à volta dos implantes incluem:

- **Biótipo do tecido mole**: A espessura e a resiliência do biótipo do tecido mole (espesso vs. fino) podem influenciar tanto os resultados estéticos como o risco de peri-implantite. Os biótipos espessos são geralmente mais resistentes à recessão e à infeção.

- **Posição da margem gengival**: A posição e o contorno da margem gengival à volta do implante são essenciais para os resultados funcionais e estéticos. Uma gengiva saudável ajuda a criar uma linha de gengiva de aspeto natural à volta do implante.

- **Enxerto de tecidos moles**: Em casos de gengiva fina ou recuada, os procedimentos de enxerto de tecido mole podem ajudar a aumentar a espessura e a qualidade do tecido mole, melhorando tanto o aspeto estético como a saúde do implante a longo prazo.

8. Conclusão

A anatomia e a biologia dos tecidos moles orais desempenham um papel fundamental no sucesso dos implantes dentários. Os tecidos moles que rodeiam o implante, em particular a gengiva e a mucosa peri-implantar, são cruciais para proporcionar proteção contra infecções, assegurar a estabilidade do implante e obter resultados esteticamente agradáveis. Compreender a estrutura, a função e as propriedades de cicatrização dos tecidos moles orais é essencial para que os profissionais de medicina dentária possam gerir eficazmente os tecidos moles à volta dos implantes e aumentar a satisfação dos pacientes. Ao concentrarem-se na saúde dos tecidos moles e ao utilizarem técnicas como o enxerto de tecidos moles, os médicos podem ajudar a garantir o sucesso a longo prazo das restaurações de implantes.

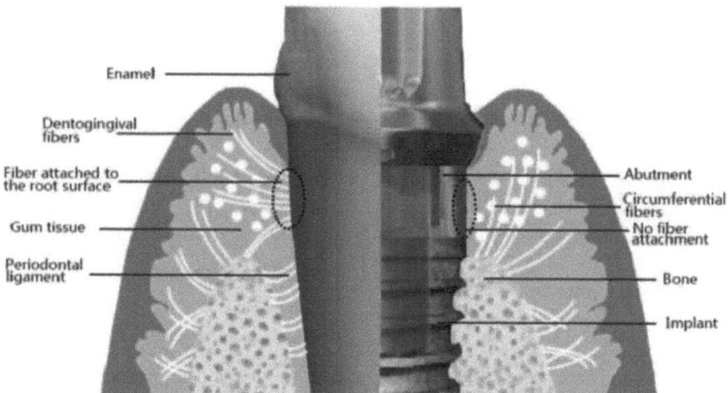

Referências

1. Berglundh, T., Lindhe, J., & Ericsson, I. (1991). Reação dos tecidos moles à formação de placa em diferentes sistemas de implantes. Um estudo comparativo num cão. Clinical Oral Implants Research, 2(2), 55-62. doi:10.1034/j.1600-0501.1991.020201.x

2. Schropp, L., & Isidor, F. (2008). Manuseamento de tecidos moles e manutenção da estabilidade dos tecidos moles à volta de implantes na zona estética. Journal of Clinical Periodontology, 35(s8), 121-129. doi:10.1111/j.1600-051X.2008.01267.x

3. Araujo, M.G., & Lindhe, J. (2018). Integração de tecidos moles e duros peri-implantares. Periodontologia 2000, 77(1), 49-67. doi:10.1111/prd.12211

4. Zucchelli, G., & Mazzotti, C. (2017). Gestão de tecidos moles em torno de

implantes dentários. Periodontologia 2000, 73(1), 117-132. doi:10.1111/prd.12164

5. Buser, D., Martin, W., & Belser, U.C. (2004). Otimização da estética para restaurações com implantes na maxila anterior: considerações anatómicas e cirúrgicas. International Journal of Oral & Maxillofacial Implants, 19(suppl), 43-61.

6.Cairo, F., Pagliaro, U., & Nieri, M. (2008). Gestão de tecidos moles em locais de implantes. Journal of Clinical Periodontology, 35(s8), 163-167. doi:10.1111/j.1600-051X.2008.01270.x

7. Prato, G.P., Rotundo, R., & Tinti, C. (2013). Integração de tecidos moles peri-implantares: Gestão de tecidos moles nas interfaces cirúrgicas e protéticas para alcançar resultados óptimos. Implantologia clínica e investigação relacionada, 15(5), 666-675. doi:10.1111/j.1708-8208.2012.00442.x

8. Linkevicius, T., & Apse, P. (2008). A influência do material do pilar no comportamento dos tecidos moles periimplantares e na estabilidade da crista óssea: Uma revisão sistemática. Clinical Oral Implants Research, 19(4), 414-424. doi:10.1111/j.1600-0501.2007.01498.x

Capítulo 4: Capacidades de cicatrização e regeneração dos tecidos moles orais em Implantologia

As capacidades de cicatrização e regeneração dos tecidos moles orais são fundamentais para o sucesso e a longevidade dos implantes dentários. Uma cicatrização adequada assegura a formação de tecidos moles saudáveis à volta do implante, o que não só protege as estruturas subjacentes, como também contribui para os resultados estéticos e para a estabilidade funcional. Este capítulo irá explorar os processos biológicos de cicatrização dos tecidos moles à volta dos implantes, os factores que influenciam a cicatrização e as técnicas modernas para melhorar a regeneração dos tecidos.

1. Visão geral da cicatrização após a colocação de implantes

O processo de cicatrização após a cirurgia de implantes dentários envolve uma série complexa de eventos celulares e moleculares. Estes processos têm como objetivo restaurar a integridade dos tecidos moles que rodeiam o implante e promover uma osteointegração bem sucedida (a ligação entre o implante e o osso). O período de cicatrização dos tecidos moles orais é tipicamente mais rápido do que o do osso, com a cicatrização dos tecidos moles a envolver fases de inflamação, proliferação e remodelação.

Fases da cura:

- **Fase de inflamação**: A primeira reação após a cirurgia de implante é a inflamação, que dura alguns dias. Durante esta fase, o corpo limpa o local da ferida, removendo detritos e bactérias. São libertados mediadores inflamatórios, tais como citocinas e factores de crescimento, que promovem a reparação dos tecidos.

- **Fase de proliferação**: Nesta fase, os fibroblastos e as células endoteliais proliferam, formando tecido de granulação que fornece um suporte para o novo tecido. O tecido conjuntivo inicial é depositado e a angiogénese (formação de novos vasos sanguíneos) tem lugar, assegurando que os tecidos em cicatrização recebem oxigénio e nutrientes adequados.

- **Fase de maturação**: A fase final da cicatrização envolve a remodelação do tecido conjuntivo e a maturação do tecido mole recém-formado. As fibras de colagénio no tecido conjuntivo organizam-se e o tecido mole ganha mais estrutura, força e estabilidade à volta do implante.

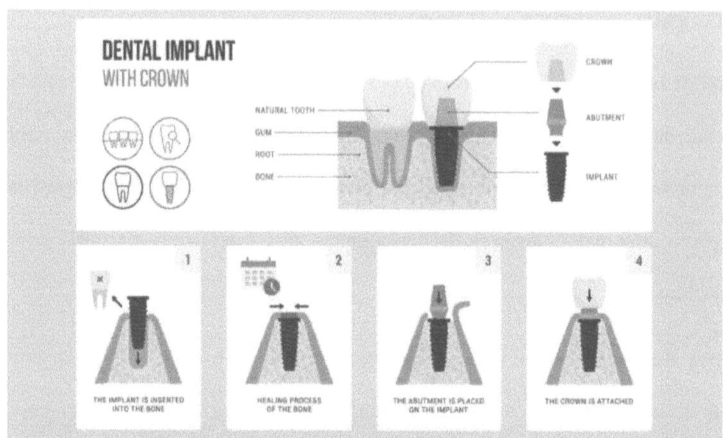

2. Potencial regenerativo dos tecidos moles orais s

Os tecidos moles orais têm um potencial regenerativo impressionante, especialmente quando comparados com outros tecidos do corpo. Esta capacidade regenerativa é particularmente importante no contexto dos implantes dentários, onde a integração dos tecidos moles com o local do implante pode determinar o sucesso a longo prazo da restauração.

Os principais factores que contribuem para o potencial regenerativo dos tecidos moles orais incluem

- **Elevada renovação celular**: Os tecidos orais, particularmente a gengiva, têm uma rápida renovação de células, o que permite uma regeneração mais rápida após lesões ou procedimentos cirúrgicos.

- **Rico suprimento de sangue**: A cavidade oral tem um fornecimento abundante de sangue, proporcionando uma fonte de nutrientes essencial que apoia a cicatrização e regeneração dos tecidos. Isto é particularmente importante durante as fases inflamatória e proliferativa da cicatrização de feridas.

- **Presença de factores de crescimento**: O ambiente oral é rico em factores de crescimento, como o fator de crescimento derivado das plaquetas (PDGF), o fator de crescimento transformador beta (TGF-β) e o fator de crescimento endotelial vascular (VEGF), que promovem a migração celular, a síntese de colagénio e a angiogénese.

No entanto, esta capacidade regenerativa pode ser influenciada por uma variedade de factores, incluindo o tipo de tecido, a presença de um volume adequado de tecido mole e a saúde geral do doente.

3. Factores que influenciam a cicatrização dos tecidos moles à volta dos implantes

A cicatrização dos tecidos moles à volta dos implantes dentários é afetada por uma combinação de factores intrínsecos (biológicos) e extrínsecos (ambientais). Os principais factores incluem:

- **Biótipo do tecido**: Os pacientes com biótipos gengivais espessos tendem a cicatrizar melhor e a ter um tecido mole mais estável à volta dos implantes, em comparação com os pacientes com biótipos finos. Os tecidos finos são mais propensos à recessão e podem necessitar de procedimentos de enxerto adicionais para melhorar o volume e a espessura do tecido.

- **Técnica cirúrgica**: As técnicas cirúrgicas minimamente invasivas que reduzem o trauma nos tecidos moles e promovem a preservação dos contornos naturais dos tecidos tendem a resultar numa cicatrização mais rápida e previsível. A precisão na colocação dos implantes e na gestão dos tecidos moles também contribui para melhores resultados.

- **Fornecimento de sangue**: Um local cirúrgico bem vascularizado promove uma cicatrização mais rápida. As áreas com uma irrigação sanguínea deficiente, como as regiões anteriores do maxilar, podem exigir uma intervenção adicional para melhorar o fluxo sanguíneo e apoiar a regeneração dos tecidos.

- **Profundidade de colocação do implante**: A profundidade a que um implante é colocado pode afetar a cicatrização do tecido mole. Uma colocação correta assegura uma adaptação adequada dos tecidos à volta do implante, enquanto que uma colocação subóptima pode levar a complicações como a recessão ou exposição dos tecidos.

- **Factores do doente**: As condições de saúde sistémicas, como a diabetes ou o tabagismo, podem prejudicar a cicatrização e regeneração dos tecidos moles. O tabagismo, por exemplo, reduz o fluxo sanguíneo para os tecidos, atrasa a cicatrização das feridas e aumenta o risco de complicações como a peri-implantite. Manter uma boa higiene oral e seguir as instruções de cuidados pós-operatórios é essencial para uma cicatrização óptima.

- **Trauma cirúrgico**: A extensão do trauma nos tecidos moles durante a colocação do implante também desempenha um papel crucial na cicatrização. A minimização do trauma através da utilização de ferramentas e técnicas avançadas ajuda a reduzir o risco de complicações e acelera o processo de cicatrização.

4. Técnicas de regeneração de tecidos moles

Para pacientes com volume insuficiente de tecido mole ou cicatrização de tecido comprometida, podem ser utilizadas técnicas regenerativas para melhorar a cicatrização e restaurar tecidos saudáveis à volta do implante. Estas técnicas são particularmente importantes em situações em que existe um biótipo gengival fino, perda significativa de tecido ou quando o resultado estético é crítico.

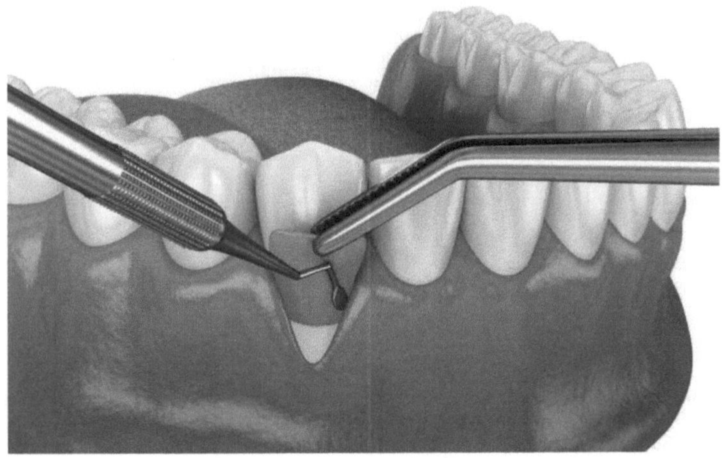

Algumas das principais técnicas incluem:

- **Enxerto de tecido mole**: Esta é uma técnica comum utilizada para melhorar a qualidade e a quantidade de tecido gengival à volta do implante. Existem vários tipos de enxertos:

    o **Enxertos gengivais livres (FGG)**: O tecido é retirado do palato e enxertado no local do implante para aumentar a espessura do tecido mole.

- o **Enxertos de tecido conjuntivo (CTG)**: É colhido um enxerto do tecido palatino para proporcionar espessura e um bom fornecimento de sangue para a cicatrização.

- o **Enxertos de tecido conjuntivo subepitelial (SCTG)**: Estes enxertos são utilizados tanto para melhorar a estética como para aumentar o volume do tecido.

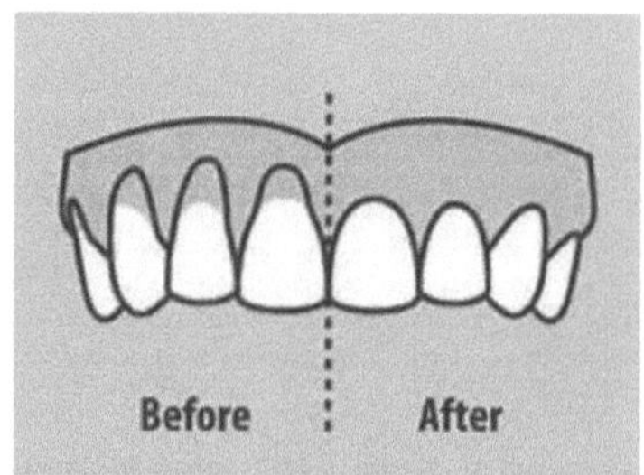

O enxerto de tecidos moles é normalmente utilizado quando não existe tecido queratinizado suficiente à volta do implante, particularmente na região anterior do maxilar, onde a estética é importante.

- **Regeneração de tecidos guiada (GTR)**: Esta técnica utiliza uma membrana de barreira para promover o crescimento de tecido mole, evitando a invasão de tecidos indesejados. A GTR é frequentemente combinada com procedimentos de enxerto ósseo para melhorar a regeneração do osso e dos tecidos moles à volta dos implantes.

- **Plasma rico em plaquetas (PRP) e fibrina rica em plaquetas (PRF)**:

Estes factores de crescimento autólogos são derivados do sangue do doente e podem ser aplicados no local da cirurgia para acelerar a cicatrização e melhorar a regeneração dos tecidos. O PRP e o PRF contêm elevadas concentrações de factores de crescimento, que estimulam as actividades celulares, como a formação de colagénio e a angiogénese.

- **Lasers na Regeneração de Tecidos Moles**: A utilização de lasers na cirurgia de tecidos moles ganhou popularidade devido à sua capacidade de reduzir a hemorragia, minimizar o desconforto pós-operatório e acelerar o processo de cicatrização. Os procedimentos de tecidos moles assistidos por laser podem ser utilizados para contorno, enxertos e melhoria da regeneração de tecidos.

5. Desafios na regeneração de tecidos moles

Apesar do potencial regenerativo dos tecidos orais, existem vários desafios que podem impedir o processo de cicatrização:

- **Fornecimento inadequado de sangue**: As áreas com um fraco fornecimento de sangue, como a maxila anterior, são mais difíceis de regenerar os tecidos moles. Devem ser tomadas precauções especiais para assegurar um fluxo sanguíneo suficiente durante o procedimento cirúrgico.

- **Formação de tecido cicatricial**: Podem ocorrer cicatrizes excessivas após a cirurgia, levando à fibrose do tecido e a resultados estéticos reduzidos. O objetivo é obter contornos de tecidos moles de aspeto natural sem cicatrizes.

- **Peri-Implantite**: A infeção à volta do implante, muitas vezes causada por uma má higiene oral, pode levar à degradação do osso e dos tecidos moles. Se não for corretamente tratada, a peri-implantite pode dificultar o processo de regeneração.

- **Fumar**: Fumar prejudica a cicatrização, reduzindo o fornecimento de oxigénio aos tecidos, abrandando a síntese de colagénio e aumentando o risco de infeção.

6. Conclusão

As capacidades de cicatrização e regeneração dos tecidos moles orais são essenciais para o sucesso dos implantes dentários. Estes tecidos possuem um potencial regenerativo notável, que é reforçado por factores como o fornecimento de sangue, factores de crescimento e a utilização de técnicas regenerativas. Ao compreender os processos biológicos de cicatrização dos tecidos moles e ao aplicar estratégias regenerativas avançadas, os médicos podem melhorar os resultados dos implantes, prevenir complicações e alcançar o sucesso estético. A gestão adequada dos tecidos moles é essencial para manter a saúde do implante e garantir a satisfação do doente a longo prazo.

Referências:

1. Schwarz, F., Becker, J., & Sager, M. (2015). Eficácia de biomateriais de origem natural para o aumento do rebordo alveolar em estudos pré-clínicos: Uma revisão sistemática. Clinical Oral Implants Research, 26(suppl 11), 54-67.

2. Araujo, M.G., & Lindhe, J. (2018). Integração de tecidos moles e duros

peri-implantares. Periodontologia 2000, 77(1), 49-67.

3. Grunder, U. (2005). Estabilidade dos tecidos moles nos aspectos faciais das restaurações de implantes. Jornal de Periodontologia Clínica, 32(2), 193-196. Buser, D., Chappuis, V., Bornstein, M.M., Wittneben, J.G., Frei, M., & Belser, U.C. (2013). Estabilidade a longo prazo da colocação precoce de implantes

4. Zucchelli, G., & Mazzotti, C. (2017). Gestão de tecidos moles em torno de implantes dentários. Periodontologia 2000, 73(1), 117-132.

5. Sanz, M., & Chapple, I.L. (2012). Investigação clínica sobre doenças peri-implantares: Relatório de consenso do grupo de trabalho 4. Journal of Clinical Periodontology, 39, 202206.

6. Tonetti, M.S., & Hammerle, C.H. (2008). Avanços no aumento ósseo para permitir a colocação de implantes dentários: Relatório de consenso do sexto workshop europeu de periodontologia. Journal of Clinical Periodontology, 35(suppl 8), 168-172.

7. Fu, J.H., & Wang, H.L. (2011). Aumento dos tecidos moles à volta dos implantes dentários: Uma revisão sistemática. Jornal de Periodontologia, 82(2), 226-234.

Capítulo 5: Integração dos tecidos moles e sucesso do implante

O sucesso dos implantes dentários é determinado não só pela qualidade do osso em que são colocados, mas também pela saúde e integração dos tecidos moles circundantes. Os tecidos moles à volta dos implantes dentários desempenham um papel fundamental na garantia da estabilidade dos implantes a longo prazo, nos resultados estéticos e na proteção contra infecções. Este capítulo irá explorar o processo de integração dos tecidos moles à volta dos implantes, o seu impacto no sucesso dos implantes e a forma como os médicos podem otimizar a saúde dos tecidos moles para obter resultados superiores.

1. Integração dos tecidos moles: Definição e importância

A integração dos tecidos moles refere-se à adaptação e ligação funcional dos tecidos moles (como a gengiva e a mucosa) à volta de um implante dentário. A integração adequada dos tecidos moles à volta de um local de implante envolve o estabelecimento de uma interface estável e saudável entre o implante, os tecidos moles circundantes e o osso subjacente. Esta interface é frequentemente designada por mucosa peri-implantar ou complexo de tecidos moles peri-implantares.

O papel da integração dos tecidos moles no sucesso dos implantes não pode ser sobrestimado, uma vez que:

- **Protege o osso subjacente**: Os tecidos moles saudáveis formam uma barreira protetora que impede a invasão bacteriana, que pode comprometer a saúde do osso e levar à falha do implante.

- **Promove a estabilidade do implante**: A integração de tecidos moles ajuda a estabilizar o implante, criando um efeito de amortecimento que reduz as tensões mecânicas no osso.

- **Melhora os resultados estéticos**: A integração correta dos tecidos moles contribui para contornos gengivais de aspeto natural, particularmente em áreas visíveis como o maxilar anterior.

- **Previne a infeção**: Um selamento gengival intacto e bem formado à volta do implante impede que os alimentos e as bactérias acedam à superfície do implante, reduzindo o risco de peri-implantite, que pode levar à perda óssea e à falha do implante.

2. Processo biológico de integração dos tecidos moles à volta dos implantes

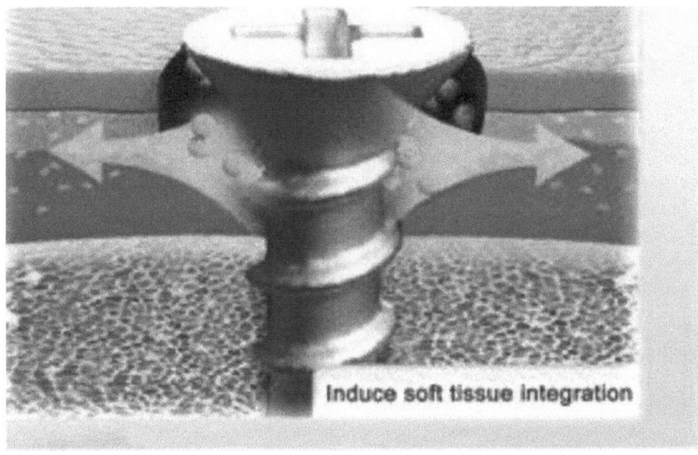

A integração biológica dos tecidos moles à volta dos implantes é um processo dinâmico que envolve várias fases de cicatrização, influenciadas pelo tipo de superfície do implante, pela técnica cirúrgica e pelo estado de saúde do doente. O processo começa imediatamente após a colocação do implante e continua ao longo do tempo. Os principais eventos na integração dos tecidos moles incluem:

- **Formação de um coágulo sanguíneo**: Após a colocação do implante, forma-se um coágulo sanguíneo à volta do implante, que fornece o suporte inicial para a migração celular e a regeneração dos tecidos.

- **Infiltração celular**: Os fibroblastos, as células epiteliais e as células endoteliais migram para a área, iniciando a formação de tecido conjuntivo e o desenvolvimento de novos vasos sanguíneos (angiogénese).

- **Fixação do tecido conjuntivo**: As fibras gengivais, particularmente as fibras de colagénio, começam a fixar-se à superfície do implante, contribuindo para a estabilidade do tecido mole à volta do implante.

- **Maturação e remodelação**: O tecido mole em cicatrização amadurece, com as fibras de colagénio a tornarem-se mais organizadas e alinhadas, aumentando ainda mais a força e a resistência do tecido à volta do implante. Ao longo do tempo, a fixação da mucosa ao implante torna-se mais firme e mais estável.

A interface entre o implante e o tecido mole é geralmente caracterizada por uma ligação estreita da gengiva, formando uma vedação conhecida como **largura biológica**. Esta vedação é fundamental para evitar a colonização bacteriana à volta do implante e garantir o seu sucesso a longo prazo.

3. Factores-chave que afectam a integração dos tecidos moles

Vários factores influenciam a integração dos tecidos moles à volta dos implantes dentários e, em última análise, têm impacto no sucesso do implante:

- **Caraterísticas da superfície do implante**: A textura da superfície do implante dentário desempenha um papel significativo na fixação dos tecidos moles. As superfícies dos implantes com textura rugosa ou estão associadas a uma melhor integração dos tecidos moles em comparação com as superfícies lisas. O aumento da área de superfície dos implantes rugosos permite uma melhor fixação fibroblástica e a formação de um selamento estável do tecido.

- **Biótipo do tecido**: Os pacientes com biótipos gengivais mais espessos apresentam geralmente uma melhor integração dos tecidos moles à volta dos implantes. O tecido espesso proporciona uma melhor proteção contra a recessão e reduz o risco de exposição do implante. Por outro lado, os tipos de tecido fino são mais susceptíveis à recessão e podem necessitar de procedimentos de enxerto adicionais para aumentar o volume e a espessura do tecido.

- **Técnica cirúrgica**: A técnica cirúrgica utilizada durante a colocação do implante pode influenciar significativamente a integração dos tecidos moles. Os procedimentos minimamente invasivos que causam menos trauma nos tecidos moles resultam provavelmente numa cicatrização mais rápida e previsível. Além disso, a profundidade e o ângulo de colocação do

implante afectam a capacidade de adaptação e integração dos tecidos moles
em torno do implante.

- **Cuidados e manutenção pós-cirúrgicos**: Os cuidados pós-operatórios,
  incluindo práticas de higiene oral adequadas, são fundamentais para manter
  a saúde dos tecidos moles à volta dos implantes. Uma higiene inadequada
  pode levar à acumulação de placa bacteriana, que pode resultar em
  inflamação, infeção e, por fim, peri-implantite.

- **Saúde sistémica do doente**: As condições sistémicas, como a diabetes, o
  tabagismo e os distúrbios imunitários podem prejudicar a capacidade do
  corpo para cicatrizar e integrar os tecidos moles em redor dos implantes.
  Por exemplo, fumar reduz o fluxo sanguíneo para os tecidos, atrasa a
  regeneração dos tecidos e aumenta o risco de complicações.

- **Tempo para a cicatrização**: Permitir um período de tempo adequado para
  a cicatrização e maturação dos tecidos moles é essencial para uma
  integração bem sucedida. O processo de cicatrização varia em função de
  factores individuais, mas, normalmente, os tecidos moles à volta dos
  implantes demoram algumas semanas a alguns meses a integrar-se
  completamente.

4. Manutenção dos tecidos moles e sucesso dos implantes a longo prazo

O sucesso a longo prazo dos implantes dentários depende em grande medida da
manutenção de tecidos moles saudáveis à volta do implante. Ao longo do tempo,
os tecidos moles podem alterar-se, conduzindo a potenciais problemas que

comprometem a estabilidade e a estética do implante.

As principais estratégias para manter a saúde dos tecidos moles e garantir o sucesso do implante a longo prazo incluem:

- **Limpezas profissionais regulares**: As visitas regulares ao dentista para uma limpeza profissional são essenciais para remover a placa bacteriana e o tártaro acumulados à volta do implante e dos tecidos moles. Isto ajuda a prevenir a peri-implantite e assegura que os tecidos permanecem saudáveis e intactos.

- **Higiene oral em casa**: Boas práticas de higiene oral, tais como técnicas corretas de escovagem e uso do fio dental, são essenciais para manter a saúde dos tecidos moles à volta do implante. Podem ser recomendadas ferramentas especiais, como escovas de dentes específicas para implantes ou escovas interdentais, para evitar danos no implante ou nos tecidos circundantes.

- **Controlo dos factores de risco**: A gestão dos factores de risco, como a diabetes, o tabagismo e a doença periodontal, é crucial para garantir a longevidade do implante. Os pacientes devem ser encorajados a deixar de fumar e a manter um controlo rigoroso dos seus níveis de açúcar no sangue para promover uma cicatrização e integração saudáveis dos tecidos moles.

- **Monitorização da peri-implantite**: A deteção precoce da peri-implantite, que é a inflamação dos tecidos moles à volta do implante, é essencial para evitar danos a longo prazo. Esta condição pode ser tratada se for detectada precocemente, mas pode levar ao fracasso do implante se não for tratada. A monitorização regular e as avaliações radiográficas ajudam no diagnóstico precoce.

- **Enxerto de tecidos moles**: Nos casos em que ocorre recessão ou adelgaçamento dos tecidos moles, o enxerto de tecidos moles pode ser utilizado para restaurar o volume dos tecidos e melhorar a estética. Técnicas como enxertos de tecido conjuntivo (CTGs) ou enxertos gengivais livres (FGGs) podem ajudar a reforçar a espessura do tecido e garantir uma integração a longo prazo.

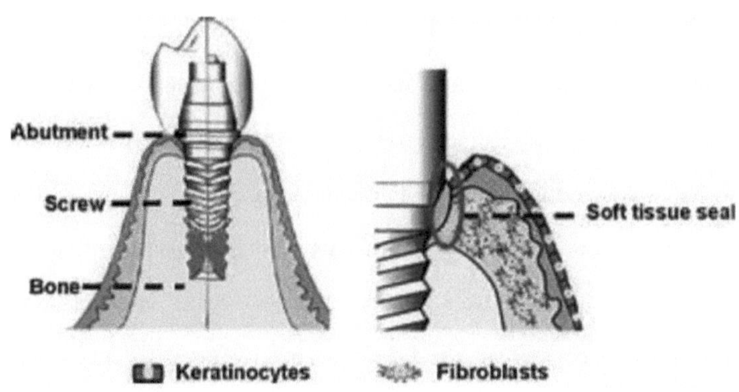

Abutment
Screw
Bone
Soft tissue seal
Keratinocytes
Fibroblasts

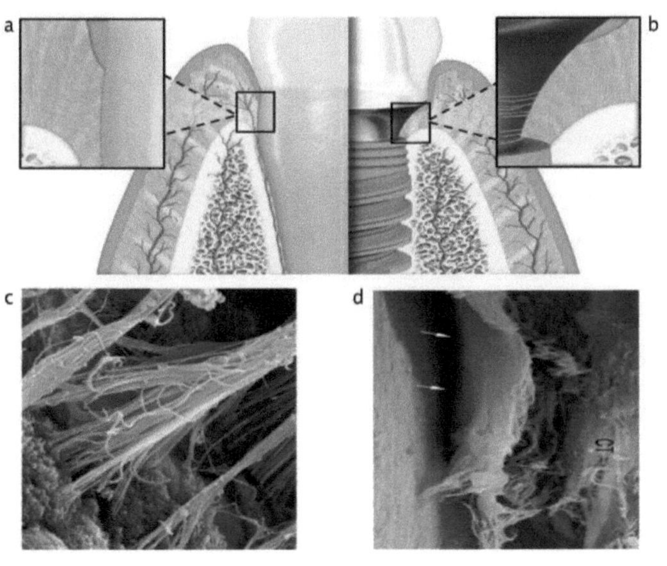

a
b
c
d
CT

5. Considerações estéticas sobre a integração dos tecidos moles

Os resultados estéticos são uma das considerações mais importantes na implantologia dentária, especialmente na região anterior da boca. A integração dos tecidos moles desempenha um papel fundamental na obtenção de um resultado natural e esteticamente agradável. O aspeto da mucosa peri-implantar deve imitar os contornos naturais da gengiva à volta dos dentes adjacentes, assegurando uma transição perfeita entre a restauração do implante e os tecidos moles circundantes.

Os factores que influenciam os resultados estéticos incluem:

- **Contorno dos tecidos moles**: Os contornos dos tecidos moles à volta do implante devem ser cuidadosamente geridos para evitar problemas como a recessão gengival, a exposição do implante ou o aparecimento de um "triângulo negro" (espaços entre os dentes e as gengivas). Podem ser necessárias técnicas de enxerto de tecidos moles ou de manipulação de tecidos para obter um contorno ótimo dos tecidos.

- **Cor da** gengiva: A cor da gengiva à volta do implante deve corresponder à dos dentes adjacentes e não deve estar inflamada. Se o tecido estiver inflamado, pode parecer vermelho ou inchado, comprometendo o resultado estético.

- **Maturação gengival**: O tecido mole à volta do implante pode demorar meses a amadurecer completamente, e este processo de maturação é crucial para garantir resultados estéticos óptimos. Assegurar uma integração adequada dos tecidos moles nesta fase é fundamental para

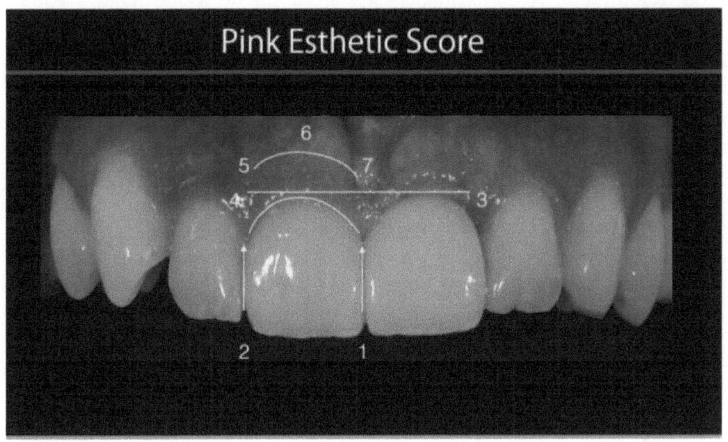

O Pink Esthetic Score (PES) é uma ferramenta clínica utilizada para avaliar o resultado estético da terapia com implantes dentários, centrando-se especificamente nos tecidos moles circundantes. Avalia a integração estética dos tecidos moles à volta do implante dentário, fornecendo uma medida objetiva da forma como o implante se integra no tecido gengival natural. O PES é particularmente relevante na região anterior, onde o resultado estético é crucial.

O SPE avalia vários factores, nomeadamente

Nível das papilas: A altura e a presença das papilas gengivais entre os dentes.

Contorno dos tecidos moles: A forma e o perfil do tecido mole à volta do implante.

Cor do tecido mole: A correspondência entre a cor do tecido mole à volta do implante e o tecido gengival natural adjacente.

Textura: A textura da gengiva, assegurando que é saudável e consistente com os tecidos naturais. *Volume do tecido mole: A quantidade de tecido gengival presente para cobrir o implante sem espaços visíveis.*

Cada um destes componentes é pontuado, e a pontuação global ajuda a determinar o sucesso estético do procedimento de implante dentário. Quanto mais elevada for a pontuação PES, melhor será o resultado estético. Geralmente, uma pontuação de 8 ou mais é considerada um resultado excelente, enquanto que pontuações inferiores a 8 indicam áreas onde podem ser necessárias melhorias.

O PES é frequentemente utilizado juntamente com outras avaliações estéticas de implantes, como o Implant Esthetic Score (IES), para fornecer uma avaliação abrangente do sucesso do implante.

6. Conclusão

A integração dos tecidos moles à volta dos implantes dentários é um fator crítico que influencia o sucesso, a estabilidade e a estética das restaurações de implantes. A gestão adequada dos tecidos moles durante e após a colocação do implante, incluindo uma técnica cirúrgica cuidadosa, enxertos adequados e manutenção contínua, é essencial para alcançar o sucesso a longo prazo. Ao compreender os aspectos biológicos e clínicos da integração dos tecidos moles, os profissionais de medicina dentária podem melhorar significativamente os resultados dos implantes e proporcionar aos pacientes uma solução funcional, esteticamente agradável e estável para a perda de dentes.

Referências:

1. Buser, D., Martin, W., & Belser, U.C. (2004). Otimização da estética para restaurações com implantes no maxilar anterior: considerações anatómicas e cirúrgicas. International Journal of Oral & Maxillofacial Implants, 19(suppl), 43-61.

2. Schwarz, F., Mihatovic, I., Golubovic, V., & Becker, J. (2015). Influência da técnica de punção de tecido mole no resultado de implantes transmucosos imediatos em cristas cicatrizadas. Investigação clínica sobre implantes orais, 26(10), 1195-1200.

3. Zucchelli, G., & Mazzotti, C. (2017). Gestão de tecidos moles à volta de implantes dentários. Periodontologia 2000, 73(1), 117-132.

4. Araujo, M.G., & Lindhe, J. (2018). Integração de tecidos moles e duros peri-implantares. Periodontologia 2000, 77(1), 49-67.

5. Cairo, F., Pagliaro, U., & Nieri, M. (2008). Gestão de tecidos moles em locais de implantes. Jornal de Periodontologia Clínica, 35(s8), 163-167.

6. Linkevicius, T., Apse, P., &Vindasiute, E. (2008). Influência da espessura dos tecidos moles nas alterações da crista óssea à volta dos implantes: Um ensaio clínico prospetivo controlado de 1 ano. International Journal of Oral & Maxillofacial Implants, 24(4), 712-719.

7. Fu, J.H., Hwang, D., & Wang, H.L. (2011). Gestão dos tecidos moles para uma estética óptima dos implantes. Jornal de Prática Dentária Baseada em

Evidências, 11(3), 129-140.

8. Grunder, U. (2005). Estabilidade dos tecidos moles nos aspectos faciais das restaurações com implantes . Jornal de Periodontologia Clínica, 32(2), 193-196.

Capítulo 6: Factores que afectam a estabilidade e a saúde dos tecidos moles

A estabilidade e a saúde dos tecidos moles à volta dos implantes dentários são fundamentais para o sucesso a longo prazo da implantologia dentária. Os tecidos moles saudáveis não só protegem o implante e o osso circundante, como também desempenham um papel crucial na garantia de resultados estéticos. Vários factores influenciam a estabilidade e a saúde dos tecidos moles, desde factores biológicos e anatómicos a técnicas cirúrgicas e condições relacionadas com o paciente. Este capítulo explora estes factores em pormenor, concentrando-se no seu impacto na saúde dos tecidos moles e fornecendo estratégias para otimizar os resultados em implantologia dentária.

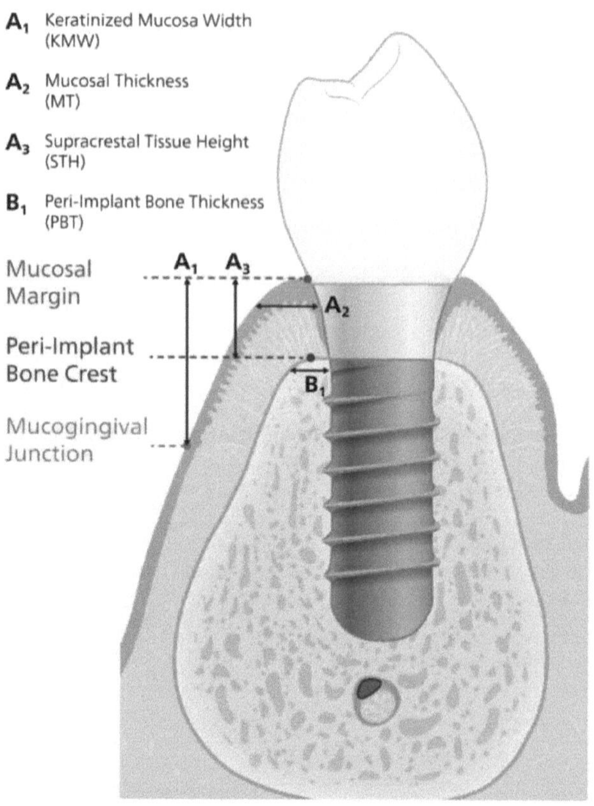

1. Factores biológicos e anatómicos

a. Biótipo gengival

A espessura da gengiva à volta do implante, muitas vezes referida como o biótipo gengival, desempenha um papel significativo na estabilidade e saúde dos tecidos moles peri-implantares. Existem dois biótipos primários:

- **Biótipo espesso**: A gengiva espessa é geralmente mais resistente à recessão e é menos propensa à inflamação e à peri-implantite. Proporciona uma barreira protetora estável e à volta do implante.

- **Biótipo Fino**: A gengiva fina é mais vulnerável à recessão e à inflamação. É também menos capaz de suportar tensões mecânicas, o que a torna mais propensa a complicações como a perda de tecido e a exposição do implante.

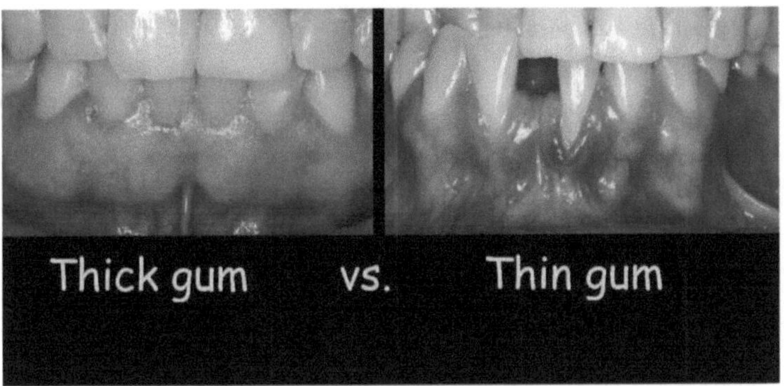

Os doentes com biótipos gengivais finos podem necessitar de medidas adicionais, como o enxerto de tecidos moles, para garantir que o local do implante se mantém estável e esteticamente agradável.

b. Volume e contorno ósseo

A quantidade e a qualidade do osso que envolve o implante afectam significativamente a estabilidade dos tecidos moles. Um volume ósseo adequado suporta o tecido mole à volta do implante e ajuda a manter os seus contornos. Se o volume ósseo for insuficiente, o tecido mole pode não ter o apoio necessário para manter o posicionamento correto, levando ao colapso ou recessão do tecido. A reabsorção óssea, que ocorre frequentemente após a extração de dentes, pode resultar numa falta de osso bucal, levando a preocupações estéticas, incluindo a exposição visível do implante .

Nos casos em que ocorreu perda óssea, são normalmente utilizadas técnicas de enxerto ósseo ou de preservação do rebordo para restaurar o volume ósseo necessário e apoiar tecidos moles saudáveis.

c. Fixação do tecido conjuntivo

O tipo e a qualidade da ligação do tecido conjuntivo à volta do implante também desempenham um papel significativo na estabilidade dos tecidos moles. As fibras do tecido conjuntivo, particularmente as fibras de colagénio, ligam a gengiva à superfície do implante. Esta fixação ajuda a manter a integridade da mucosa peri-implantar e evita que o tecido mole migre para longe do implante. A fixação inadequada do tecido conjuntivo pode levar à instabilidade do tecido mole, ao aumento do risco de infeção e a preocupações estéticas, como a exposição visível do implante.

2. Técnicas cirúrgicas e colocação de implantes

a. Profundidade de colocação do implante

A profundidade a que o implante é colocado tem um impacto direto na estabilidade dos tecidos moles. Se o implante for colocado demasiado fundo, pode resultar numa sobre-exposição da coroa do implante, o que pode comprometer o aspeto estético da linha da gengiva. Por outro lado, os implantes colocados demasiado superficialmente podem não se integrar corretamente com os tecidos moles circundantes, levando a uma má vedação e a um maior risco de infeção. Uma profundidade óptima de colocação do implante assegura que a margem do tecido mole permanece estável e que a gengiva se encaixa harmoniosamente à volta do implante.

b. Trauma Cirúrgico e Manipulação de Tecidos

O nível de trauma causado durante a cirurgia de implantes afecta significativamente a cicatrização dos tecidos moles. As técnicas minimamente invasivas que reduzem a manipulação dos tecidos e evitam incisões excessivas podem promover uma cicatrização mais rápida e uma melhor estabilidade dos tecidos. Um traumatismo excessivo dos tecidos peri-implantares pode levar a inflamação, atraso na cicatrização e potenciais complicações, como recessão ou necrose dos tecidos.

A utilização de **técnicas sem retalho** (em que não é levantado qualquer retalho cirúrgico) ou de **procedimentos de retalho menos invasivos** pode reduzir o trauma e contribuir para uma melhor preservação e integração dos tecidos moles.

c. Desenho do implante e caraterísticas da superfície

O desenho e a textura da superfície do implante dentário também influenciam a integração dos tecidos moles. As superfícies mais rugosas dos implantes tendem a melhorar a fixação dos tecidos moles devido ao aumento da área de superfície disponível para a fixação celular. Os implantes com superfícies mais lisas podem não conseguir estabelecer uma ligação firme ao tecido mole, levando a uma pior saúde do tecido mole e a uma maior suscetibilidade à peri-implantite.

Foram desenvolvidas inovações recentes na tecnologia de superfícies de implantes, tais como revestimentos hidrofílicos ou bioactivos, para promover ainda mais a integração dos tecidos moles e melhorar os resultados globais.

3. Factores relacionados com o doente

a. Higiene e manutenção oral

Uma higiene oral adequada é fundamental para manter a saúde dos tecidos moles peri-implantares . A acumulação de placa bacteriana e de biofilme bacteriano à volta do implante pode provocar inflamação e doenças peri-implantares, como a gengivite e a peri-implantite. Os doentes devem ser informados sobre a importância de manter uma higiene oral rigorosa, incluindo a utilização de escovas de dentes adequadas, o uso de fio dentário e a utilização de colutórios antimicrobianos para evitar infecções em redor do implante.

Uma higiene oral inadequada pode levar a uma rutura dos tecidos moles e do osso em redor do implante, resultando em fracasso ou complicações como a peri-implantite.

b. Fumar

O tabagismo é um dos factores de risco mais significativos que afectam negativamente a saúde dos tecidos moles à volta dos implantes. A nicotina reduz o fluxo sanguíneo para os tecidos, prejudicando a cicatrização de feridas e a regeneração dos tecidos. Também aumenta o risco de infeção e peri-implantite. Os fumadores têm uma maior probabilidade de sofrer complicações com a cicatrização do implante, recessão dos tecidos moles e perda de estabilidade do implante.

Os doentes que fumam devem ser aconselhados a deixar de fumar ou, pelo menos, a reduzir o consumo de tabaco antes e depois da cirurgia de implantes para promover uma melhor cicatrização e o sucesso do implante a longo prazo.

c. Condições de saúde sistémicas

As condições sistémicas como a diabetes, as doenças cardiovasculares e os distúrbios imunitários podem afetar significativamente a saúde dos tecidos moles em redor dos implantes dentários. Por exemplo, a diabetes não controlada pode prejudicar a capacidade do corpo para cicatrizar feridas, incluindo as que se encontram à volta dos implantes dentários, levando a um maior risco de infeção e a uma integração tardia dos tecidos moles.

Os doentes com doenças auto-imunes ou outras condições de saúde crónicas podem sofrer um atraso na cicatrização, pelo que é importante avaliar o seu estado geral de saúde e ajustar o plano de tratamento em conformidade. A gestão pré-operatória, incluindo a estabilização das condições sistémicas, pode ajudar a reduzir o risco de complicações.

d. Medicamentos

Certos medicamentos também podem afetar a cicatrização dos tecidos moles à volta dos implantes dentários. Por exemplo, os bisfosfonatos, normalmente prescritos para a osteoporose, podem interferir com a cicatrização óssea e aumentar o risco de osteonecrose, que pode afetar os tecidos peri-implantares. Do mesmo modo, os medicamentos imunossupressores podem reduzir a capacidade do organismo para combater infecções, tornando a gestão dos tecidos moles mais difícil.

É importante ter em conta o historial de medicação do doente ao planear o tratamento com implantes e fazer ajustes para garantir uma cicatrização óptima.

4. Cuidados e manutenção pós-operatórios

a. Tempo de cicatrização e maturação dos tecidos

Após a colocação do implante, é essencial um período de cicatrização adequado para a integração dos tecidos moles à volta do implante. Durante a fase inicial de cicatrização, os tecidos moles sofrem alterações, incluindo inflamação e maturação. É importante evitar traumas nos tecidos de cicatrização durante este período e proteger o local do implante contra infecções.

Um tempo de cicatrização adequado permite a formação de uma forte vedação da mucosa à volta do implante, o que é fundamental para a estabilidade a longo prazo. Durante este período, são necessárias consultas de acompanhamento para avaliar a cicatrização dos tecidos e resolver quaisquer preocupações.

b. Gestão da inflamação pós-operatória

A inflamação é uma parte natural do processo de cicatrização, mas uma inflamação excessiva ou prolongada pode comprometer a saúde dos tecidos moles. A utilização de medicamentos anti-inflamatórios e uma higiene oral adequada podem ajudar a controlar a inflamação e a evitar complicações como a infeção ou a rutura dos tecidos.

5. Conclusão

A estabilidade e a saúde dos tecidos moles são componentes essenciais para o sucesso dos resultados dos implantes. Factores como o biótipo gengival, as técnicas cirúrgicas, a saúde do paciente e os cuidados pós-operatórios contribuem para o sucesso global da terapia com implantes. Ao compreender e gerir estes factores, os médicos podem otimizar a saúde dos tecidos moles, minimizar as complicações e assegurar a estabilidade a longo prazo e o sucesso estético dos implantes dentários. A seleção adequada do paciente, o planeamento pré-operatório e os cuidados pós-operatórios são vitais para alcançar e manter uma integração óptima dos tecidos moles à volta dos implantes.

Referências:

1. Buser, D., Chen, S., & Weber, H.P. (2008). A influência das técnicas cirúrgicas e protéticas no sucesso e na estética do implante. Journal of Esthetic and Restorative Dentistry, 20(5), 287-298.

2. Thoma, D.S., Buranawat, B., Hammerle, C.H., Held, U., & Jung, R.E. (2014). Eficácia do aumento de tecido mole em torno de implantes dentários e em áreas parcialmente edêntulas: Uma revisão sistemática. Journal of Clinical Periodontology, 41(s15), S77-S91.

3. Linkevicius, T., Vindasiute, E., Puisys, A., &Linkeviciene, L. (2012). A influência da espessura do tecido gengival nas alterações da crista óssea à volta dos implantes: Um ensaio clínico prospetivo controlado de 1 ano. Jornal Internacional de Implantes Orais e Maxilofaciais, 28(5), 300-306.

4. Sclar, A.G. (2003). Considerações sobre os tecidos moles e a estética na terapia com implantes. Quintessence Publishing Co.

5. Grunder, U. (2005). Estabilidade dos tecidos moles nos aspectos faciais das restaurações de implantes. Jornal de Periodontologia Clínica, 32(2), 193-196. Cairo, F., Nieri, M., & Pagliaro, U. (2008). Gestão de tecidos moles

em locais de implantes. Journal of Clinical Periodontology, 35(s8), 163-167.

6. Schwarz, F., & Becker, J. (2015). Eficácia da gestão de tecidos moles em dentisteria de implantes. Investigação Clínica sobre Implantes Orais, 26(suppl 11), 54-67.

7. Fu, J.H., & Wang, H.L. (2011). Aumento dos tecidos moles à volta dos implantes dentários: Uma revisão sistemática. Jornal de Periodontologia, 82(2), 226-234.

Capítulo 7: Avaliação dos tecidos moles e planeamento pré-cirúrgico

O sucesso da implantologia dentária depende não só da colocação correta do implante, mas também da avaliação e gestão cuidadosas dos tecidos moles que rodeiam o local do implante. A avaliação adequada dos tecidos moles antes da colocação do implante é fundamental para obter resultados previsíveis e esteticamente agradáveis. O planeamento pré-cirúrgico ajuda a identificar potenciais desafios, a orientar os procedimentos cirúrgicos e a prevenir complicações relacionadas com os tecidos moles à volta dos implantes. Este capítulo irá explorar a importância da avaliação dos tecidos moles na fase pré-cirúrgica, discutindo a forma como esta avaliação afecta o planeamento do tratamento e contribui para o sucesso dos implantes dentários.

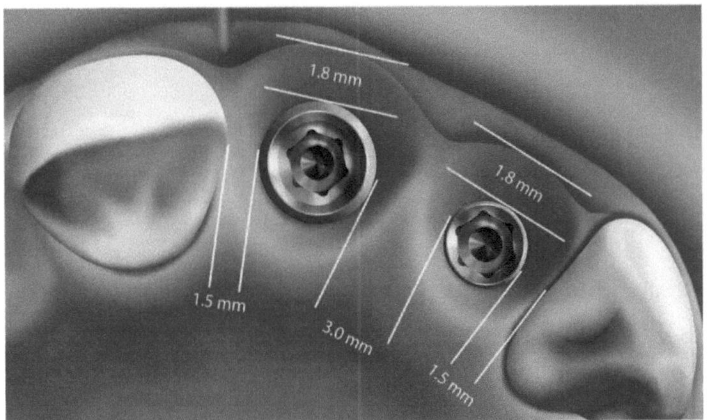

1. A importância da avaliação dos tecidos moles

O tecido mole que envolve um implante dentário desempenha um papel essencial no sucesso global do implante. Não só proporciona proteção ao osso subjacente, como também ajuda a obter resultados estéticos favoráveis. Antes de colocar um implante, é necessário um conhecimento exaustivo da saúde, volume e biótipo dos tecidos moles do paciente para antecipar desafios e tomar decisões informadas para o tratamento.

Uma avaliação exaustiva dos tecidos moles inclui

- Avaliação da qualidade e quantidade da gengiva e da mucosa.

- Identificação de quaisquer condições pré-existentes nos tecidos moles que possam afetar a cicatrização ou a estabilidade.

- Avaliar o biótipo gengival (espesso vs. fino) para prever potenciais riscos como a recessão.

- Analisar a altura e o contorno do tecido existente para planear os melhores resultados estéticos.

- Determinação da necessidade de aumento ou enxerto de tecidos moles para garantir um volume adequado de tecidos moles.

Uma avaliação bem executada permite ao médico personalizar o plano de tratamento, selecionar o melhor desenho de implante e antecipar a necessidade de procedimentos adjuvantes, como enxertos de tecidos moles ou aumento ósseo.

2. Componentes-chave da avaliação dos tecidos moles

a. Biótipo gengival

O biótipo gengival refere-se à espessura e à resiliência do tecido gengival que rodeia os dentes naturais ou os implantes. É um dos factores mais importantes a considerar quando se planeia a colocação de implantes. O biótipo gengival é normalmente classificado em duas categorias:

- **Biótipo espesso**: Este biótipo é caracterizado por um tecido gengival mais espesso e fibroso que é mais estável e menos propenso a recessão. É frequentemente visto como mais favorável

  para a colocação de implantes, especialmente na região anterior, uma vez que suporta melhor as forças mecânicas e os estímulos inflamatórios.

- **Biótipo Fino**: Este tipo de gengiva é mais delicado, frágil e propenso a recessão. É menos resistente a alterações inflamatórias e pode levar a complicações estéticas se não for gerido corretamente. Os biotipos finos podem necessitar de procedimentos adicionais, como enxertos de tecido mole, para melhorar a estabilidade do tecido e reduzir o risco de recessão.

Ao avaliar o biótipo da gengiva, o médico pode prever potenciais complicações, selecionar a profundidade de colocação do implante adequada e determinar se são necessárias técnicas adicionais de gestão dos tecidos moles para garantir um resultado estável.

b. Largura e altura do tecido queratinizado

A largura e a altura do tecido queratinizado à volta do local do implante são fundamentais para a saúde e estabilidade dos tecidos moles. Um tecido queratinizado adequado protege o implante da contaminação bacteriana e da inflamação, e é essencial para a integração estética do implante.

- **Largura**: Uma largura insuficiente do tecido queratinizado pode levar a um fraco suporte e instabilidade do tecido, o que pode resultar na falha do implante ou em problemas estéticos. Normalmente, recomenda-se uma largura mínima de 3 mm para proporcionar uma proteção adequada aos tecidos peri-implantares.

- **Altura**: A altura do tecido queratinizado deve ser avaliada em relação à posição do implante para garantir uma cobertura adequada do tecido. A falta de altura pode expor a superfície do implante, tornando-a mais suscetível à invasão bacteriana e à inflamação.

Nos casos em que a largura ou altura do tecido queratinizado é inadequada, pode ser necessário efetuar um enxerto de tecido mole para aumentar o tecido disponível e assegurar um ambiente mais estável para o implante.

c. Contorno e estética dos tecidos moles

O contorno do tecido mole à volta do implante desempenha um papel significativo no resultado estético da restauração. O objetivo é conseguir uma transição de aspeto natural entre a coroa do implante e a gengiva circundante. Uma avaliação do contorno do tecido mole ajuda a determinar até que ponto o tecido irá enquadrar a coroa do implante e se são necessários procedimentos adicionais, como o contorno ou o enxerto.

Os factores a considerar durante a avaliação incluem:

- **Espessura do tecido**: Um tecido mais espesso proporciona um melhor contorno e resistência.

- **Altura dos tecidos**: A altura correta do tecido pode assegurar que a coroa do implante se encaixa nas margens gengivais ideais.

- **Volume do tecido**: Um volume adequado ajuda a suportar o contorno estético da linha da gengiva e a reduzir o risco de exposição do implante.

Para implantes colocados na região anterior, onde as preocupações estéticas são primordiais, conseguir um contorno ótimo do tecido mole é crucial para imitar a linha da gengiva natural.

2. Avaliação do osso à volta do local do implante

Embora o foco principal deste capítulo sejam os tecidos moles, é importante lembrar que a saúde e o volume do osso subjacente estão intimamente ligados à saúde dos tecidos moles. Uma avaliação do osso é essencial para um plano pré-cirúrgico abrangente, uma vez que o volume e a qualidade do osso afectam diretamente a estabilidade do implante e dos tecidos circundantes.

Os factores a avaliar em relação ao osso incluem:

- **Largura e altura do osso**: É necessário um osso adequado para a colocação correta do implante e para fornecer suporte ao tecido mole.

- **Densidade óssea**: A qualidade do osso (por exemplo, osso cortical vs. osso esponjoso) influencia a estabilidade inicial do implante e o processo de cicatrização dos tecidos moles.

- **Reabsorção óssea**: Se tiver ocorrido reabsorção óssea, podem ser necessários procedimentos como o enxerto ósseo para reconstruir o osso antes da colocação do implante.

Uma avaliação óssea adequada ajuda a orientar a gestão dos tecidos moles e determina a necessidade de procedimentos de aumento, assegurando que tanto o osso como os tecidos moles podem suportar o implante.

3. Planeamento pré-cirúrgico para a gestão de tecidos moles

Uma vez concluída uma avaliação abrangente dos tecidos moles e dos ossos, pode ser desenvolvido um plano pré-cirúrgico detalhado para otimizar os resultados dos tecidos moles. O plano deve abordar potenciais desafios e incluir estratégias para gerir a saúde dos tecidos moles durante e após a cirurgia.

Os principais componentes da gestão pré-cirúrgica dos tecidos moles incluem:

a. Aumento dos tecidos moles

Nos casos em que o volume de tecido mole é insuficiente, pode ser necessário efetuar um enxerto de tecido mole para melhorar o tecido gengival à volta do local do implante. Podem ser utilizadas técnicas de enxerto, tais como **enxertos de tecido conjuntivo** ou **enxertos gengivais livres**, para aumentar o volume de tecido queratinizado, melhorar o biótipo gengival e assegurar a estabilidade adequada do tecido.

b. Design da aba

O desenho do retalho cirúrgico deve ser cuidadosamente planeado para minimizar o trauma nos tecidos moles, assegurando simultaneamente um acesso suficiente para a colocação do implante. Um **procedimento sem retalho** pode ser considerado em casos selecionados para reduzir a manipulação dos tecidos e promover uma cicatrização mais rápida.

c. Estabilização dos tecidos

Após a colocação do implante, a estabilização do tecido mole à volta do implante é crucial para manter a saúde do tecido. Isto pode ser conseguido através de técnicas de sutura que mantêm a margem do tecido, utilizando métodos de encerramento de feridas adequados para minimizar a tensão do tecido, e assegurando que o local do implante é protegido durante a fase de cicatrização.

d. Cuidados com os tecidos moles no pós-operatório

Os cuidados pós-cirúrgicos são essenciais para manter a saúde dos tecidos moles após a colocação do implante. Estes cuidados incluem a prescrição de antibióticos para evitar infecções, o aconselhamento dos pacientes sobre técnicas de higiene oral adequadas e a marcação de consultas de acompanhamento para monitorizar a cicatrização dos tecidos moles e tratar quaisquer complicações.

4. Conclusão

A avaliação dos tecidos moles e o planeamento pré-cirúrgico são passos fundamentais para alcançar resultados de implantes bem sucedidos. Ao avaliar cuidadosamente o biótipo gengival, a largura do tecido queratinizado, o contorno do tecido e a saúde óssea, os médicos podem prever potenciais complicações e planear estratégias adequadas de gestão dos tecidos moles. Um planeamento pré-cirúrgico adequado assegura que os tecidos moles à volta do implante são estáveis, saudáveis e bem suportados, conduzindo a resultados estéticos e funcionais óptimos. Ao dar prioridade à saúde dos tecidos moles na fase pré-cirúrgica, os médicos podem maximizar o sucesso a longo prazo e a estabilidade dos implantes dentários, criando resultados previsíveis para os seus pacientes.

Referências:

1. Kan, J.Y.K., &Rungcharassaeng, K. (2010). Desenvolvimento do local para a estética de implantes unitários anteriores: O local dentado. Compêndio de Formação Contínua em Medicina Dentária, 31(3), 158-168.

2. Sclar, A.G. (2003). Considerações sobre os tecidos moles e a estética na terapia com implantes. Quintessence Publishing Co.

3. Linkevicius, T., Vindasiute, E., Puisys, A., &Linkeviciene, L. (2012). A influência da espessura do tecido gengival nas alterações da crista óssea à volta dos implantes: Um ensaio clínico prospetivo controlado de 1 ano. International Journal of Oral & Maxillofacial Implants, 28(5), 300-306. doi:10.11607/jomi.2947

4. Buser, D., Martin, W., & Belser, U.C. (2004). Otimização da estética para restaurações com implantes no maxilar anterior: considerações anatómicas e cirúrgicas. International Journal of Oral & Maxillofacial Implants, 19(suppl), 43-61.

5. Thoma, D.S., Jung, R.E., Schneider, D., & Hammerle, C.H.F. (2010). Aumento do volume dos tecidos moles em locais de implantes dentários utilizando uma matriz à base de colagénio: Um ensaio clínico controlado e aleatório. Journal of Clinical Periodontology, 37(7), 660666. doi:10.1111/j.1600-051X.2010.01581.x

6. Cairo, F., Pagliaro, U., & Nieri, M. (2008). Gestão de tecidos moles em locais de implantes. Journal of Clinical Periodontology, 35(s8), 163-167. doi:10.1111/j.1600-051X.2008.01270.x

7. Fu, J.H., & Wang, H.L. (2011). Aumento dos tecidos moles à volta dos implantes dentários: Uma revisão sistemática. Journal of Periodontology, 82(2), 226-234. doi:10.1902/jop.2010.100451

8. Hurzeler, M.B., & Weng, D. (1996). Um estudo multicêntrico da eficácia da regeneração de tecidos guiada para a terapia de implantes: resultados de 3 anos. International Journal of Oral & Maxillofacial Implants, 11(3), 291-302.

Capítulo 8: Avaliação da qualidade e quantidade dos tecidos moles em Implantologia

Em implantologia dentária, o sucesso e a longevidade da restauração dependem não só da colocação cuidadosa do implante, mas também da saúde, qualidade e quantidade dos tecidos moles que o rodeiam. A avaliação adequada da qualidade e quantidade dos tecidos moles é essencial para determinar a adequação de um local de implante, planear os melhores resultados e gerir potenciais complicações. Este capítulo irá explorar os factores envolvidos na avaliação da qualidade e quantidade dos tecidos moles, centrando-se na forma como esta avaliação influencia o planeamento do tratamento, a colocação do implante e os resultados pós-cirúrgicos.

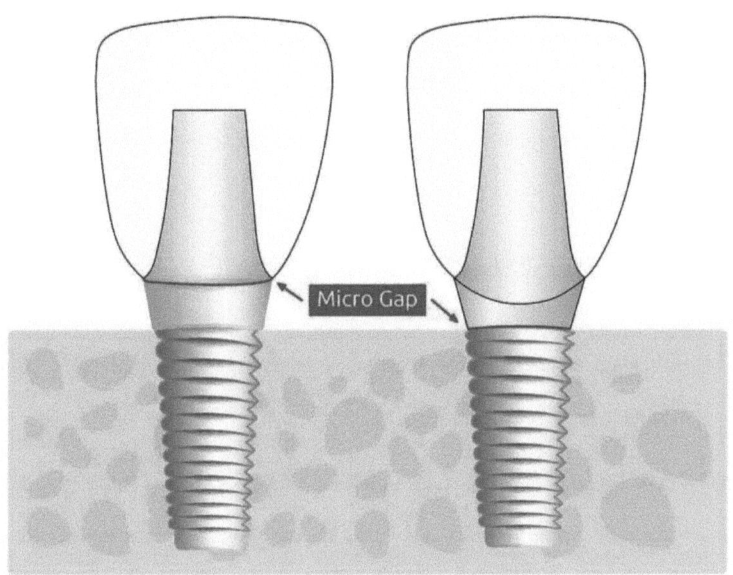

1. A importância da qualidade e quantidade dos tecidos moles na Implantologia

Os tecidos moles que rodeiam um implante dentário desempenham várias funções essenciais: proteger o osso subjacente da invasão bacteriana, manter a estabilidade dos tecidos e contribuir para o resultado estético do implante. Para que um implante funcione eficazmente a longo prazo, o tecido mole à sua volta deve ser saudável e bem desenvolvido. Um tecido mole inadequado pode levar a complicações como peri-implantite, recessão ou estética deficiente, o que pode comprometer tanto a função como o aspeto do implante.

- **Qualidade dos tecidos moles**: Refere-se à saúde e às caraterísticas da gengiva e da mucosa à volta do implante. Um tecido saudável e bem vascularizado ajuda a garantir uma cicatrização e integração corretas do implante.

- **Quantidade de tecido mole**: Refere-se à quantidade de tecido mole à volta do implante, particularmente o tecido queratinizado. Uma quantidade suficiente de tecido mole é essencial para proteger o implante e obter resultados estéticos favoráveis.

A quantidade e a qualidade dos tecidos moles são factores críticos para determinar a necessidade de procedimentos adicionais de enxerto de tecidos moles, como **enxertos de tecido conjuntivo** ou **enxertos gengivais livres**, e são essenciais para o sucesso dos resultados dos implantes.

2. Avaliação da qualidade dos tecidos moles

A qualidade do tecido mole que envolve um implante dentário pode influenciar significativamente a cicatrização, o controlo da infeção e a estabilidade a longo prazo. Os principais factores envolvidos na avaliação da qualidade dos tecidos moles incluem:

a. Biótipo gengival

O biótipo gengival é um fator determinante da resistência do tecido mole à recessão, inflamação e trauma. É tipicamente classificado em dois tipos:

- **Biótipo espesso**: Este tipo de tecido é caracterizado por uma natureza densa e fibrosa, que é resistente à recessão e pode suportar melhor as forças mecânicas e as alterações inflamatórias. O tecido espesso é geralmente considerado mais favorável para implantes, particularmente nas regiões anteriores onde as preocupações estéticas são críticas.

- **Biótipo Fino**: A gengiva fina é mais delicada, frequentemente descrita como translúcida e frágil. Este tipo de tecido é mais suscetível à recessão e inflamação, especialmente em condições difíceis, tais como infeção ou trauma mecânico. Os biótipos finos requerem uma atenção redobrada e podem necessitar de enxerto ou espessamento do tecido para melhorar a estabilidade do implante.

b. Tecido queratinizado

O tecido queratinizado é vital para a manutenção de um tecido mole saudável e estável à volta dos implantes. Proporciona uma barreira protetora contra bactérias e tensões mecânicas. A quantidade de tecido queratinizado à volta de um implante pode influenciar tanto o processo de cicatrização como a estabilidade a longo prazo da restauração.

- **Tecido Queratinizado Adequado**: Recomenda-se geralmente uma largura mínima de 3 mm de tecido queratinizado à volta de um implante para evitar a mucosite peri-implantar e a peri-implantite. Um tecido queratinizado adequado ajuda a manter a estabilidade e a saúde do implante, prevenindo a recessão gengival e melhorando a higiene à volta do implante.

- **Tecido queratinizado inadequado**: A insuficiência de tecido queratinizado pode levar ao adelgaçamento do tecido, recessão e aumento da suscetibilidade a infecções. Nestes casos, podem ser necessários procedimentos de aumento dos tecidos moles, como o enxerto de tecido conjuntivo, para aumentar o volume dos tecidos e melhorar a estabilidade.

c. Vascularização dos tecidos

A vascularização desempenha um papel crucial na cicatrização dos tecidos moles e na integração do implante. Um tecido bem vascularizado promove uma cicatrização mais rápida, reduz o risco de infeção e melhora o resultado estético global. A avaliação da vascularização envolve a procura de sinais de fluxo sanguíneo saudável nos tecidos moles e a garantia de que o tecido é bem fornecido com nutrientes.

- **Boa vascularização**: Uma gengiva saudável e cor-de-rosa que sangra ligeiramente à sondagem é normalmente indicativa de uma boa saúde vascular.

- **Vascularização deficiente**: Tecido pálido, seco ou inflamado pode indicar má circulação sanguínea e pode afetar o processo de cicatrização à volta do implante.

d. Presença de inflamação ou infeção

Antes da colocação do implante, a avaliação da presença de inflamação, infeção ou doença gengival é crucial para determinar a saúde do tecido mole. Condições como a **gengivite** ou **a periodontite** devem ser tratadas antes da cirurgia de colocação de implantes para evitar complicações.

- **Tecido mole saudável**: O tecido deve ser firme, não ternurento e sem sinais de infeção.

- **Condições inflamatórias**: Os sinais de inflamação, como vermelhidão, inchaço e sangramento à sondagem, devem ser tratados através de terapia periodontal antes da colocação do implante.

3. Avaliação da quantidade de tecidos moles

A quantidade de tecido mole, particularmente a quantidade de tecido queratinizado, desempenha um papel fundamental na estabilidade e saúde a longo prazo dos tecidos peri-implantares. Um tecido mole inadequado pode comprometer os resultados funcionais e estéticos da terapia com implantes. Os factores a considerar ao avaliar a quantidade de tecido mole incluem:

a. Largura do tecido queratinizado

A largura do tecido queratinizado à volta de um local de implante é fundamental para garantir a estabilidade do tecido e a manutenção adequada do implante. Se a largura for insuficiente, pode ocorrer recessão dos tecidos moles ou infeção, comprometendo o sucesso do implante.

- **Largura adequada**: Recomenda-se geralmente um mínimo de 3 mm de tecido queratinizado à volta de um implante para evitar a recessão e para apoiar as práticas de higiene oral à volta do implante.

- **Largura inadequada**: Se a largura for inferior a 3 mm, pode ser necessário um enxerto de tecido mole para adicionar mais tecido queratinizado para proporcionar uma barreira mais forte e evitar complicações.

b. Altura do tecido

A altura do tecido refere-se à dimensão vertical do tecido mole que rodeia o implante. A altura adequada do tecido ajuda a proteger o implante e a evitar a exposição, que pode levar a infecções e falhas. A altura do tecido também é essencial para os resultados estéticos, especialmente na região anterior, onde a linha da gengiva desempenha um papel proeminente no sorriso geral.

- **Altura adequada dos tecidos**: Uma altura de tecido suficiente evita a exposição do implante e proporciona uma linha de gengiva de aspeto natural.

- **Altura inadequada** do tecido: Se a altura do tecido for insuficiente, pode ser necessário um enxerto ósseo ou um aumento do tecido mole para construir o tecido antes da colocação do implante.

c. Volume do tecido

O volume global dos tecidos moles, incluindo a largura e a altura, é essencial para criar um ambiente peri-implantar estável. Nos casos em que o volume do tecido é insuficiente, como em áreas com reabsorção óssea avançada, pode ser necessário um enxerto de tecido mole para aumentar o volume do tecido e garantir uma cobertura adequada.

- **Volume adequado**: Um volume suficiente de tecido mole ajuda a manter a estética do implante e proporciona uma barreira estável contra a infeção.

- **Volume inadequado**: Se o volume dos tecidos moles for insuficiente, pode levar a problemas como a exposição do implante, recessão ou dificuldade em manter uma boa higiene oral.

4. Avaliação dos tecidos moles na prática clínica

A avaliação da qualidade e quantidade dos tecidos moles deve ser efectuada através de uma combinação de exames clínicos e instrumentos de diagnóstico, incluindo

- **Inspeção visual**: Verificação de sinais de inflamação, recessão ou infeção.

- **Medições da profundidade de sondagem**: Medição da profundidade do sulco gengival à volta do implante para avaliar a saúde e a estabilidade do tecido.

- **Biópsia de tecidos (se necessário)**: Nos casos em que se suspeite de anomalias nos tecidos moles, pode ser efectuada uma biópsia para excluir condições patológicas.

- **Técnicas de imagiologia**: Podem ser utilizadas radiografias ou CBCT (Tomografia Computorizada de Feixe Cónico) para avaliar a estrutura óssea subjacente, que afecta a estabilidade dos tecidos moles.

5. Conclusão

Uma avaliação abrangente da qualidade e quantidade de tecido mole é essencial para a colocação bem sucedida e estabilidade a longo prazo dos implantes dentários. Uma avaliação adequada ajuda a prever potenciais complicações, tais como recessão tecidular, infeção e falha do implante, e fornece informações críticas para o planeamento de procedimentos de aumento dos tecidos moles, se necessário. Ao assegurar a saúde e a adequação dos tecidos moles circundantes, os médicos podem melhorar significativamente os resultados estéticos e funcionais da implantologia dentária, conduzindo a uma maior satisfação do paciente e ao sucesso do implante.

Referências:

1. Buser, D., Martin, W., & Belser, U.C. (2004). Otimização da estética para restaurações com implantes no maxilar anterior: considerações anatómicas e cirúrgicas. *International Journal of Oral & Maxillofacial Implants,* 19(suppl), 43-61.

2. Thoma, D.S., Jung, R.E., Schneider, D., & Hammerle, C.H.F. (2010). Aumento do volume dos tecidos moles em locais de implantes dentários utilizando uma matriz à base de colagénio: Um ensaio clínico controlado e aleatório. *Journal of Clinical Periodontology,* 37(7), 660666. doi:10.1111/j.1600-051X.2010.01581.x

3. Linkevicius, T., Vindasiute, E., Puisys, A., &Linkeviciene, L. (2012). A influência da espessura do tecido gengival nas alterações da crista óssea à volta dos implantes: Um ensaio clínico prospetivo controlado de 1 ano. *International Journal of Oral & Maxillofacial Implants,* 28(5), 300-306. doi:10.11607/jomi.2947

4. Sclar, A.G. (2003). Considerações sobre os tecidos moles e a estética na terapia com implantes. *Quintessence Publishing Co.*

5. Fu, J.H., & Wang, H.L. (2011). Aumento de tecidos moles à volta de implantes dentários: Uma revisão sistemática. *Journal of Periodontology*, 82(2), 226-234. doi:10.1902/jop.2010.100451

6. Cairo, F., Nieri, M., & Pagliaro, U. (2008). Gestão de tecidos moles em locais de implantes. *Journal of Clinical Periodontology,* 35(s8), 163-167. doi:10.1111/j.1600-051X.2008.01270.x

7. Esposito, M., Maghaireh, H., Grusovin, M.G., Ziounas, I., & Worthington, H.V. (2012). Gestão de tecidos moles para implantes dentários: Quais são as técnicas mais eficazes? *Base de dados Cochrane de Revisões Sistemáticas,* CD006697. doi:10.1002/14651858.CD006697.pub2

8. Zucchelli, G., &Mounssif, I. (2015). Cirurgia plástica periodontal. *Periodontologia 2000,* 68(1), 333-368. doi:10.1111/prd.12061

Capítulo 9: Planeamento cirúrgico para melhorar os resultados dos tecidos moles em Implantologia

O planeamento cirúrgico é um aspeto crítico para assegurar resultados favoráveis nos tecidos moles em implantologia dentária. O tecido mole em redor dos implantes dentários desempenha um papel significativo no sucesso, estabilidade e aspeto estético da restauração do implante. O planeamento cirúrgico eficaz envolve não só a colocação precisa do implante, mas também a consideração cuidadosa de como gerir e melhorar o tecido mole circundante para obter resultados óptimos. Este capítulo descreve as principais estratégias e técnicas de planeamento cirúrgico para melhorar os resultados dos tecidos moles e fornece uma visão geral das abordagens cirúrgicas que melhoram a quantidade e a qualidade dos tecidos peri-implantares.

1. O papel do planeamento cirúrgico nos resultados dos tecidos moles

A saúde, estabilidade e aparência dos tecidos moles à volta dos implantes dentários são essenciais para alcançar os resultados funcionais e estéticos desejados. Um planeamento deficiente ou uma gestão inadequada dos tecidos moles durante a fase cirúrgica pode levar a complicações como recessão dos tecidos, infeção ou estética insatisfatória. Por conseguinte, um planeamento cirúrgico adequado tem em conta os seguintes objectivos:

- **Criação de um ambiente de tecidos moles ideal** para a cicatrização e estabilidade do implante a longo prazo.

- **Maximizar a quantidade e a qualidade** do tecido mole à volta do implante.

- **Evitar complicações** como a recessão dos tecidos, a mucosite e a peri-implantite.

- **Melhorar o aspeto estético**, especialmente na região anterior, onde os tecidos moles desempenham um papel crucial na conceção do sorriso.

O planeamento cirúrgico para resultados em tecidos moles centra-se na identificação das principais caraterísticas anatómicas, nas técnicas adequadas de gestão de tecidos e na integração de procedimentos de aumento de tecidos moles, quando necessário.

2. Considerações fundamentais para o planeamento cirúrgico

Vários factores devem ser cuidadosamente considerados durante a fase de planeamento cirúrgico para melhorar os resultados dos tecidos moles:

- **Biótipo Gengival**: A espessura da gengiva desempenha um papel crítico na determinação do risco de recessão e de outras complicações dos tecidos moles. Os biótipos finos são mais propensos à recessão, enquanto os biótipos espessos proporcionam uma melhor estabilidade e estética.

- **Tecido queratinizado**: A quantidade de tecido queratinizado à volta do implante é importante para evitar a contração do tecido, a recessão e a infeção. Um tecido queratinizado adequado proporciona uma barreira forte e melhora o sucesso do implante a longo prazo.

- **Volume do osso e dos tecidos moles**: Um volume ósseo adequado é essencial para a colocação correta do implante, mas o volume dos tecidos moles também deve ser considerado. Um volume insuficiente de tecidos moles pode exigir procedimentos de aumento para garantir uma cicatrização adequada e resultados estéticos.

3. Técnicas cirúrgicas para melhorar os resultados dos tecidos moles

Para garantir resultados óptimos nos tecidos moles, podem ser utilizadas várias técnicas cirúrgicas durante o procedimento de implante, tais como

a. Conceção do retalho e gestão dos tecidos

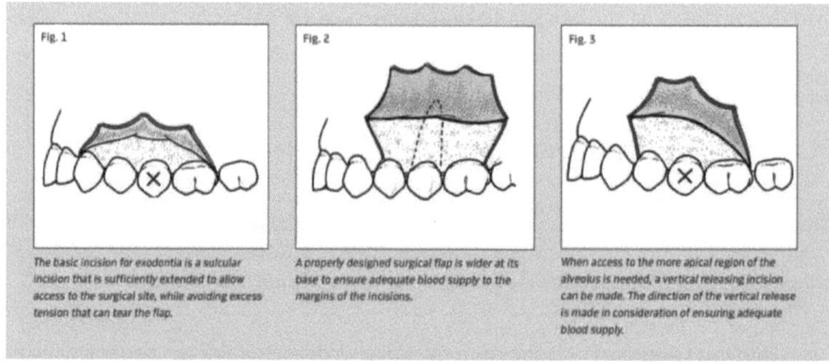

O desenho do retalho é crucial para criar uma ferida sem tensão e preservar o fornecimento de sangue aos tecidos circundantes. Podem ser escolhidos diferentes desenhos de retalho com base no local do implante e nas necessidades dos tecidos moles, incluindo:

- **Retalho de espessura total**: Frequentemente utilizado quando o local do implante requer um aumento ósseo ou uma manipulação significativa dos tecidos.

- **Retalho de espessura parcial**: Mantém a integridade do tecido conjuntivo subjacente, o que é crucial para garantir a estabilidade dos tecidos moles após a colocação do implante.

- **Design de retalho modificado**: Combina elementos de retalhos de espessura total e parcial, particularmente úteis em áreas estéticas.

b. Técnicas de enxerto de tecidos moles

Nos casos em que a quantidade de tecido mole é insuficiente ou de má qualidade, pode ser indicado o enxerto de tecido mole. Podem ser utilizados vários tipos de enxertos, incluindo:

- **Enxerto de tecido conjuntivo**: Frequentemente utilizado para aumentar a quantidade de tecido queratinizado e

  para cobrir áreas onde existe recessão gengival.
- **Enxerto gengival livre**: Utilizado para aumentar a largura do tecido queratinizado, particularmente quando não existe tecido adequado à volta do implante.

- **Enxerto de tecido conjuntivo subepitelial**: Utilizado principalmente em áreas estéticas para aumentar o volume do tecido sem comprometer a aparência da margem gengival.

c. Regeneração Guiada de Tecidos (GTR)

A regeneração tecidular guiada é utilizada para estimular a regeneração dos tecidos moles e melhorar a fixação e a estabilidade dos tecidos peri-implantares. Esta técnica é particularmente útil quando há falta de tecido mole ou quando existem defeitos no tecido à volta do implante.

d. Técnicas de perfuração de tecidos

As técnicas de perfuração de tecidos são por vezes utilizadas para minimizar o trauma nos tecidos circundantes durante a colocação do implante. Este método envolve a excisão cuidadosa de uma pequena porção de tecido para permitir a colocação precisa do implante e assegurar a preservação dos contornos do tecido mole.

4. Cuidados pós-cirúrgicos e manutenção da saúde dos tecidos moles

Após a colocação cirúrgica do implante e o aumento dos tecidos moles, os cuidados pós-cirúrgicos são essenciais para garantir uma cicatrização bem sucedida e evitar complicações. As principais considerações pós-cirúrgicas incluem:

- **Sutura correta**: Devem ser colocadas suturas sem tensão para garantir que o retalho se mantém em posição durante a fase de cicatrização e que o tecido se mantém adequadamente hidratado.

- **Medicamentos anti-inflamatórios**: Para reduzir o inchaço e o desconforto após a cirurgia, devem ser prescritos medicamentos anti-inflamatórios adequados.

- **Protocolo de higiene oral suave**: Os doentes devem ser instruídos sobre técnicas de higiene oral adequadas para prevenir infecções, evitando ao mesmo tempo o trauma dos tecidos em cicatrização. Pode ser recomendada a utilização de colutórios antimicrobianos.

- **Consultas de acompanhamento**: As consultas de acompanhamento regulares são essenciais para monitorizar o processo de cicatrização e detetar quaisquer

sinais de infeção, recessão ou outras complicações.

5.   Tabela 1: Abordagens cirúrgicas para o realce de tecidos moles

Procedure	Indication	Expected Outcome	Key Benefits
Full Thickness Flap	Bone augmentation or major tissue manipulation	Creates access for bone grafting or implant placement	Optimal visibility, access to underlying structures
Partial Thickness Flap	Soft tissue preservation, minimal bone work	Maintains connective tissue for better healing	Improved blood supply, reduces tissue trauma
Connective Tissue Grafting	Insufficient keratinized tissue	Increases keratinized tissue around the implant	Prevents recession, enhances implant stability
Free Gingival Graft	Lack of keratinized tissue around implant	Provides additional keratinized tissue	Improves tissue coverage and protection
Guided Tissue Regeneration	Peri-implant defects or bone loss	Regenerates soft tissue attachment	Enhances tissue regeneration and

(GTR)		and bone	attachment
Tissue Punch Technique	Minimal tissue disturbance	Reduces tissue trauma during implant placement	Ensures precise implant positioning and preservation of soft tissue contours

6. **Tabela 2: Factores-chave para o sucesso do realce de tecidos moles**

Factor	Importance in Surgical Planning	Impact on Soft Tissue Outcomes
Gingival Biotype	Determining tissue thickness for ideal flap design and implant placement	Thick biotype is more resistant to recession and trauma
Keratinized Tissue Width	Ensuring adequate tissue for protection against infection and recession	Prevents peri-implantitis and enhances long-term stability
Bone and Tissue Volume	Assessing the need for augmentation procedures (bone and soft tissue grafts)	Adequate volume ensures stable tissue healing and implant success
Flap Design	Minimizing tissue trauma and ensuring proper vascularization during healing	Directly influences tissue health and healing speed
Surgical Technique	Choosing appropriate technique for tissue grafting and regeneration	Affects the final aesthetic result and tissue stability around implant

7. Conclusão

O planeamento cirúrgico desempenha um papel fundamental na melhoria dos resultados dos tecidos moles na implantologia dentária. Ao considerar cuidadosamente factores-chave como o biótipo gengival, o tecido queratinizado, o volume ósseo e a utilização adequada de enxertos de tecidos moles e técnicas regenerativas, os médicos podem melhorar significativamente o sucesso a longo prazo e a estética das restaurações de implantes. Com um enfoque na minimização do trauma tecidular, na otimização do volume tecidular e na manutenção da integridade do tecido mole durante o processo de cicatrização, os médicos podem assegurar resultados óptimos nos tecidos moles e aumentar a taxa de sucesso dos implantes dentários.

Referências:

1. Buser, D., & Belser, U.C. (2004). Otimização da estética para restaurações com implantes na maxila anterior: considerações anatómicas e cirúrgicas. International Journal of Oral & Maxillofacial Implants, 19(Suppl), 43-61.

2. Linkevicius, T., Vindasiute, E., Puisys, A., &Linkeviciene, L. (2012). A influência da espessura do tecido gengival nas alterações da crista óssea à volta dos implantes: Um ensaio clínico prospetivo controlado de 1 ano. International Journal of Oral & Maxillofacial Implants, 28(5), 300-306. doi:10.11607/jomi.2947

3. Thoma, D.S., Naenni, N., Figuero, E., Hammerle, C.H.F., Schwarz, F., Jung, R.E., & Sanz-Sánchez, I. (2018). Efeitos dos procedimentos de aumento de tecido mole na saúde ou doença periimplantar: Uma revisão sistemática e meta-

análise. Clinical Oral Implants Research, 29(Suppl 15), 32-49. doi:10.1111/clr.13114

4. Fu, J.H., & Wang, H.L. (2011). Aumento de tecidos moles à volta de implantes dentários: Uma revisão sistemática. Journal of Periodontology, 82(2), 226-234. doi:10.1902/jop.2010.100451

5. Esposito, M., Grusovin, M.G., & Coulthard, P. (2009). O papel da cirurgia sem retalho na implantologia dentária: Uma revisão Cochrane. Implant Dentistry, 18(4), 294-305. doi:10.1097/ID.0b013e3181b7f650

6. Sclar, A.G. (2003). Considerações sobre os tecidos moles e a estética na terapia com implantes. Quintessence Publishing.

7. Cairo, F., Nieri, M., & Pagliaro, U. (2008). Gestão de tecidos moles em locais de implantes. Journal of Clinical Periodontology, 35(Suppl 8), 163-167. doi:10.1111/j.1600- 051X.2008.01270.x

8. Zuhr, O., Rebele, S.F., Thalmair, T., Fickl, S., & Hurzeler, M.B. (2014). Técnicas cirúrgicas para aumento de tecido mole na zona estética. Periodontologia 2000, 66(1), 195-212. doi:10.1111/prd.12040

9. Jung, R.E., Zembic, A., Schou, S., Hammerle, C.H.F., &Thoma, D.S. (2013). Revisão sistemática da frequência e etiologia das complicações dos tecidos moles peri-implantares. Clinical Oral Implants Research, 24(Suppl 6), 96-103. doi:10.1111/j.1600-0501.2012.02541.x

10. Rodella, L.F., Buffoli, B., Labanca, M., &Rezzani, R. (2014). Técnicas de engenharia de tecidos na regeneração periodontal. Journal of Functional Biomaterials, 5(4), 305323. doi:10.3390/jfb5040305

Capítulo 10: Técnicas cirúrgicas para a gestão dos tecidos moles em Implantologia

A gestão eficaz dos tecidos moles é essencial para alcançar o sucesso a longo prazo e uma estética óptima na implantologia dentária. Os tecidos moles circundantes - principalmente a gengiva e a mucosa - desempenham um papel crucial na estabilidade do implante, na cicatrização e no aspeto final da restauração. Este capítulo irá abranger as técnicas cirúrgicas mais comuns e avançadas utilizadas para gerir os tecidos moles durante e após a colocação do implante, incluindo as principais indicações, passos do procedimento, resultados esperados e considerações pós-cirúrgicas.

1. A importância da gestão dos tecidos moles

A gestão adequada dos tecidos moles é vital pelas seguintes razões

- **Proteção das estruturas subjacentes**: Os tecidos moles saudáveis funcionam como uma barreira contra a invasão bacteriana, ajudando a proteger o implante e o osso de infecções como a peri-implantite.

- **Resultados estéticos**: O aspeto do tecido mole à volta dos implantes, especialmente na região anterior, é um fator chave no sucesso estético global da restauração.

- **Estabilidade e cicatrização**: A espessura e a qualidade adequadas dos tecidos moles asseguram uma cicatrização correta, reduzem as complicações e proporcionam a estabilidade do implante a longo prazo.

Estão disponíveis várias técnicas para a gestão dos tecidos moles durante a colocação do implante, e a escolha da técnica depende de factores como a localização do implante, o volume dos tecidos moles e o resultado estético pretendido.

2. Técnicas cirúrgicas para o tratamento de tecidos moles

a. Design da aba

O desenho do retalho é um dos primeiros passos na gestão dos tecidos moles e é crucial para o acesso e a preservação das estruturas dos tecidos circundantes. A escolha do desenho do retalho depende do cenário clínico e da necessidade de manipulação dos tecidos moles.

- **Retalho de espessura total**: Este retalho é utilizado quando há necessidade de acesso ao osso subjacente, como em casos que requerem enxerto ósseo ou aumento extenso. Envolve a elevação de toda a espessura da mucosa e da gengiva para expor o osso subjacente.

- **Retalho de espessura parcial**: O retalho de espessura parcial preserva o tecido conjuntivo subjacente, que é crucial para a cicatrização dos tecidos moles. Esta técnica é particularmente útil quando há necessidade de uma manipulação precisa do tecido sem comprometer o fornecimento de sangue ao retalho.

- **Aba de envelope**: Este desenho não inclui libertações verticais e é utilizado para procedimentos minimamente invasivos. É frequentemente utilizado quando o local da cirurgia não requer uma grande exposição dos tecidos subjacentes.

b. Enxerto de tecidos moles

O enxerto de tecidos moles é frequentemente utilizado para melhorar o volume e a qualidade dos tecidos moles que rodeiam os implantes dentários. Podem ser utilizados vários tipos de enxertos, consoante a necessidade clínica.

- **Enxerto de tecido conjuntivo**: Frequentemente utilizado quando existe uma falta de tecido queratinizado à volta do local do implante. É colhido do palato e colocado sob a gengiva para aumentar a espessura e a largura do tecido mole.

- **Enxerto gengival livre**: Uma porção de tecido é retirada do céu da boca (palato) e colocada no local do implante. Este enxerto é particularmente útil quando não existe tecido queratinizado suficiente à volta do implante.

- **Enxerto de tecido conjuntivo subepitelial**: Esta técnica é normalmente utilizada em regiões estéticas para melhorar a quantidade e a qualidade do tecido mole sem perturbar o epitélio da superfície. Oferece melhores resultados estéticos do que o enxerto gengival livre.

- **Enxertos de pele livre**: São utilizados nos casos em que há falta de tecido queratinizado. O enxerto é normalmente retirado do palato do paciente ou de um local doador e colocado na área deficiente.

c. Regeneração de tecidos guiada (GTR)

A Regeneração Tecidular Guiada (RTG) é uma técnica que utiliza membranas de barreira para promover a regeneração dos tecidos periodontais e peri-implantares perdidos. Esta técnica é utilizada quando existe perda de tecido mole ou de osso à volta do local do implante.

- **Tipos de membranas**: Podem ser utilizados vários tipos de membranas na RTG, incluindo membranas reabsorvíveis e não reabsorvíveis. O objetivo é evitar a migração epitelial para o local e permitir a regeneração do tecido conjuntivo e do osso.

- **Regeneração do osso e dos tecidos moles**: O GTR é frequentemente combinado com enxerto ósseo em casos de perda grave de tecido para restaurar as estruturas ósseas e de tecidos moles à volta do implante.

d. Técnica de perfuração de tecidos

A técnica de punção de tecido envolve a excisão cuidadosa de uma pequena porção do tecido gengival utilizando um dispositivo de punção, o que ajuda a criar uma abertura precisa e minimamente invasiva para a colocação do implante. É frequentemente utilizada quando o tecido mole tem de ser cuidadosamente manipulado sem causar traumas desnecessários no tecido circundante.

- **Indicações**: Esta técnica é particularmente útil em locais com tecido espesso e saudável, onde é necessária uma manipulação mínima.

- **Vantagens**: Tempo de cicatrização reduzido e melhor contorno dos tecidos moles em comparação com os procedimentos de retalho tradicionais.

e. Técnica Cirúrgica Pinhole

A técnica cirúrgica pinhole é uma abordagem minimamente invasiva utilizada para tratar a recessão gengival. É efectuado um pequeno orifício no tecido gengival e são utilizados instrumentos especializados para reposicionar o tecido sobre a superfície radicular exposta.

- **Indicações**: Esta técnica é frequentemente utilizada em pacientes com recessão gengival localizada, particularmente em áreas estéticas como a região anterior.

- **Vantagens**: Invasão cirúrgica mínima, tempo de recuperação rápido e melhores resultados estéticos.

3. Planeamento cirúrgico e considerações

A gestão eficaz dos tecidos moles requer um planeamento cuidadoso, que envolve:

- **Avaliação pré-cirúrgica**: Uma avaliação minuciosa da qualidade do tecido mole do paciente, da largura do tecido queratinizado e do biótipo gengival é essencial para selecionar a técnica cirúrgica mais adequada.

- **Seleção do desenho do retalho**: O desenho do retalho deve equilibrar a exposição adequada para a colocação do implante e a preservação dos tecidos moles. A escolha entre retalhos de espessura total ou parcial dependerá da localização e do tipo de procedimento que está a ser realizado.

- **Enxerto de tecidos moles**: Se necessário, o enxerto de tecido mole deve ser incorporado no plano cirúrgico para aumentar o volume e a qualidade do tecido. A escolha do material de enxerto (tecido conjuntivo, gengiva livre ou tecido conjuntivo subepitelial) dependerá da situação clínica.

- **Cuidados pós-cirúrgicos**: As instruções pós-operatórias, incluindo práticas de higiene oral suaves, a utilização de colutórios antimicrobianos e visitas de acompanhamento, são essenciais para garantir uma cicatrização adequada e evitar complicações como infecções ou recessões.

4. Tabela 1: Técnicas cirúrgicas para o tratamento de tecidos moles

Surgical Technique	Indications	Advantages	Disadvantages
Full Thickness Flap	Extensive bone grafting, major tissue manipulation	Provides complete access to the bone and implant site	Increased risk of tissue trauma, longer healing time
Partial Thickness Flap	Tissue preservation, minimal bone manipulation	Preserves blood supply, promotes faster healing	Limited visibility, harder to access underlying bone
Envelope Flap	Minimally invasive procedures	Minimal tissue disruption, faster healing	Limited exposure, difficult to manipulate tissues
Connective Tissue Graft	Insufficient keratinized tissue	Enhances tissue thickness and volume	Requires donor site, potential donor site complications

Free Gingival Graft	Lack of keratinized tissue	Increases keratinized tissue around implant site	Aesthetic concerns, donor site discomfort
Subepithelial Connective Tissue Graft	Insufficient soft tissue or aesthetic concerns	Ideal for improving tissue aesthetics, especially in anterior regions	Requires donor site, surgical skill required
Guided Tissue Regeneration (GTR)	Bone and soft tissue regeneration needed	Promotes tissue and bone regeneration, aids in implant stability	Requires use of barrier membranes, expensive
Tissue Punch Technique	Thick, healthy tissue, minimal manipulation	Minimizes tissue trauma, faster recovery	Limited visibility, difficult in certain anatomical areas
Pinhole Surgical Technique	Gingival recession, aesthetic concerns	Minimally invasive, quick recovery, good aesthetic results	Limited application, requires skill and experience

7. Conclusão

A gestão dos tecidos moles é essencial para o sucesso dos implantes dentários, garantindo resultados funcionais e estéticos. As técnicas cirúrgicas descritas neste capítulo oferecem uma gama de opções para abordar diferentes desafios dos tecidos moles, desde a recessão tecidular ao volume inadequado dos tecidos moles. O planeamento adequado, a seleção da técnica e os cuidados pós-cirúrgicos são essenciais para melhorar a qualidade dos tecidos moles e obter resultados duradouros e esteticamente agradáveis em implantologia dentária.

Referências:

1. Cavalcanti, L. L., Fernandes, A. S., & Barros, A. P. (2020). "Gestão de tecidos moles em torno de implantes dentários: Uma revisão sistemática da literatura". *Journal of Prosthodontics,* 29(4), 317-327. DOI: 10.1111/jopr.13195

2. Zitzmann, N. U., &Berglundh, T. (2008). "Falhas tardias de implantes orais: Uma revisão sistemática da literatura". *Journal of Clinical Periodontology,* 35(5), 287-296. DOI: 10.1111/j.1600-051X,2008.01223.x

3. Buser, D., & Donati, M. (2019). "Gestão de tecidos moles em Implantodontia: Uma revisão das técnicas cirúrgicas". *Implantologia clínica e investigação relacionada,* 21(1), 129-142. DOI: 10.1111/cid.12811

4. Hammerle, C. H., & Chen, S. T. (2011). "Aumento ósseo por meio de enxerto de tecido mole". *Periodontologia 2000,* 57(1), 1-10. DOI: 10.1111/j.1600-0757.2011.00353.x

5. Almohareb, M. (2016). "Gestão de tecidos moles em torno de implantes dentários: Uma revisão abrangente". *Jornal de Investigação Clínica e de*

Diagnóstico, 10(3), ZC56-ZC60. DOI: 10.7860/JCDR/2016/19192.7417

6. Pikos, M. A. (2018). "Enxerto de tecido mole em terapia de implantes: Uma revisão de técnicas e aplicações". *Implantodontia,* 27(2), 142-149. DOI: 10.1097/ID.0000000000000749

Capítulo 11: Desenho da incisão e do retalho na cirurgia de implantes

Introdução

A conceção da incisão e do retalho é fundamental para o sucesso da cirurgia de implantes dentários. As técnicas cirúrgicas corretamente executadas para a gestão do retalho asseguram uma cicatrização óptima, minimizam as complicações e ajudam a alcançar resultados funcionais e estéticos. Este capítulo explora os princípios e técnicas para a criação de incisões e conceção de retalhos em implantologia, que são cruciais para preservar a saúde dos tecidos moles e garantir a estabilidade do implante.

Princípios da conceção da incisão e do retalho

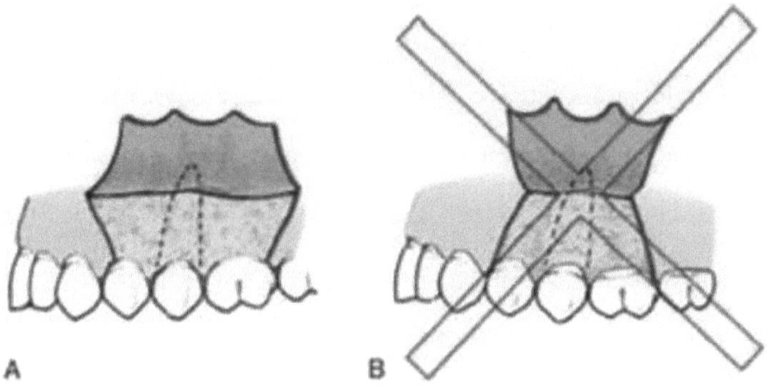

- **Princípios básicos**: O desenho do retalho e as incisões devem ter como objetivo proporcionar uma exposição óptima do local do implante, minimizando o trauma nos tecidos circundantes. O objetivo principal é preservar o fornecimento de sangue, promover a cicatrização da ferida e assegurar que o tecido mole permanece ligado ao osso subjacente.

- **Preservação do fornecimento de sangue**: Um retalho demasiado extenso ou mal planeado pode danificar o fornecimento de sangue à área cirúrgica, levando a um atraso na cicatrização ou a complicações como a necrose dos tecidos moles. Um retalho bem vascularizado é essencial para uma integração óssea bem sucedida e uma cicatrização global.

- **Minimizar a tensão**: A tensão do retalho durante o fecho pode levar a complicações como a cicatrização tardia da ferida ou a formação de cicatrizes. É essencial conceber a incisão e o retalho para permitir um encerramento sem tensão.

- **Considerações estéticas**: Na região anterior, as considerações estéticas devem ser priorizadas aquando da conceção do retalho para evitar cicatrizes visíveis e recessão dos tecidos. As linhas de incisão devem ser planeadas ao longo dos contornos gengivais naturais para manter ou melhorar o aspeto do tecido mole após a cirurgia.

Tipos de incisões e desenhos de retalhos

1. **Abas de espessura total**:

   o Num retalho de espessura total, tanto o tecido epitelial como o tecido conjuntivo são elevados do osso subjacente. Esta técnica proporciona uma óptima visibilidade e acesso ao local do implante.

- o Indicado quando é necessária uma exposição óssea significativa ou quando é necessária uma manipulação extensa dos tecidos moles.

- o O retalho é normalmente reposicionado e suturado de novo no lugar após a colocação do implante.

2. **Retalhos de espessura parcial** (também conhecidos como **retalhos de espessura dividida**):

- o Apenas a camada epitelial é separada, deixando o tecido conjuntivo intacto. Este método preserva a irrigação sanguínea dos tecidos moles subjacentes.

- o Os retalhos de espessura parcial são frequentemente utilizados quando é necessária uma exposição óssea mínima, ou em regiões estéticas onde a preservação da integridade dos tecidos moles é crucial.

3. **Retalhos mucoperiosteais**:

- o Envolve a elevação da mucosa e do periósteo (a camada que cobre o osso), que é frequentemente utilizada nas regiões posteriores onde as preocupações estéticas são menos críticas.

- o Proporciona um bom acesso ao osso para a colocação do implante, preservando o tecido mole.

Técnicas de elevação do retalho

*   **Reflexão do retalho**: Uma vez efectuada a incisão, o retalho é levantado suavemente do osso utilizando elevadores periosteais. É necessário ter cuidado para não danificar as estruturas subjacentes, como os vasos sanguíneos ou os nervos.

*   **Métodos de elevação**:

    o   **Incisão vertical simples**: Uma incisão vertical simples feita no tecido mole proporciona um bom acesso a uma única área. É frequentemente utilizada quando se trabalha em espaços confinados.

    o   **Incisões verticais múltiplas**: Utilizadas para áreas maiores ou exposição mais extensa, frequentemente em combinação com incisões horizontais. Permitem um melhor controlo do posicionamento do retalho e do manuseamento dos tecidos.

    o   **Atrascan e Incisões Palatinas**: Específico para técnicas de colocação de implantes nas regiões palatinas ou casos que requerem acesso ao fundo do seio ou ao osso maxilar.

Considerações importantes sobre a conceção da incisão e do retalho

1. **Preservação da arquitetura gengival**:

    o   O desenho do retalho deve ter em conta a anatomia existente da gengiva e o resultado estético desejado. Idealmente, as incisões devem seguir o contorno natural da margem gengival, especialmente na zona estética.

- o O planeamento cuidadoso das linhas de incisão pode ajudar a manter o tecido papilar à volta do implante, especialmente em casos de colocação imediata de implantes.

2. **Evitar danos em estruturas críticas**:

- o As incisões devem ser efectuadas com precisão para evitar estruturas críticas, como nervos (por exemplo, nervo mental, nervo alveolar inferior) e vasos sanguíneos, especialmente na mandíbula posterior.

- o O conhecimento da anatomia do doente e a avaliação radiográfica são essenciais para evitar danificar estas estruturas.

3. **Preservação e cicatrização de tecidos moles**:

- o O desenho do retalho deve ter como objetivo preservar o máximo possível do tecido mole saudável para promover uma cicatrização mais rápida e evitar complicações como a recessão.

- o Deve ter-se o cuidado de evitar tensão no retalho ao suturá-lo, uma vez que isso pode levar a um atraso na cicatrização e à formação de cicatrizes.

Fecho do retalho e cuidados pós-operatórios

- **Fecho sem tensão**: Depois de o retalho ter sido refletido e o implante colocado, é importante fechar o retalho sem tensão indevida. A sutura sem tensão minimiza o risco de deiscência, abertura da ferida ou cicatrizes excessivas.

- **Técnicas de sutura**:

  o **Suturas interrompidas**: Frequentemente utilizadas para o fecho primário do retalho, assegurando que cada sutura junta os bordos do tecido de forma perfeita.

  o **Suturas contínuas**: Podem ser utilizadas para um fecho mais rápido em áreas menos críticas ou para estabilização do retalho.

  o **Adesivos de tecido**: Em alguns casos, podem ser utilizados adesivos de tecido em vez de suturas para fixar o retalho.

- **Cuidados pós-operatórios**:

  o As instruções pós-operatórias devem incluir orientações sobre como manter a higiene oral em redor do local da cirurgia, gerir a dor e evitar força excessiva ou trauma no retalho durante a cicatrização.

  o As consultas de acompanhamento são essenciais para monitorizar a cicatrização, garantir que não existem complicações e avaliar a integração do implante.

Conclusão

A conceção e execução de incisões e procedimentos de retalho são fundamentais para o sucesso das cirurgias de implantes dentários. Ao considerar cuidadosamente a anatomia dos tecidos moles, as exigências estéticas e os requisitos funcionais da cirurgia, os médicos podem melhorar o resultado do procedimento. A gestão adequada dos retalhos não só ajuda no processo cirúrgico, como também desempenha um papel significativo na saúde e estética a longo prazo dos tecidos peri-implantares.

Referências:

1. Buser, D., & Chen, S. T. (2019). "Design de retalho e incisões cirúrgicas em implantologia: Uma abordagem prática". *Periodontologia 2000,* 81(1), 85-98. DOI: 10.1111/prd.12283

2. Zitzmann, N. U., &Berglundh, T. (2008). "Gestão dos tecidos moles em redor de implantes na zona estética: Uma revisão da literatura". *Journal of Clinical Periodontology,* 35(5), 278-287. DOI: 10.1111/j.1600-051X.2008.01219.x

3. Hammerle, C. H., & Chen, S. T. (2009). "Princípios cirúrgicos para a gestão de tecidos moles em redor de implantes dentários". *International Journal of Oral and Maxillofacial Implants,* 24(5), 1-7. DOI: 10.11607/jomi.3

4. Pikos, M. A. (2011). "Gestão de retalhos em cirurgia de implantes: Principles and Techniques." *Jornal Internacional de Implantes Orais e Maxilofaciais,* 26(4), 887892. DOI: 10.11607/jomi.2032

5. Roccuzzo, M., & Charrier, A. (2015). "Desenho de retalho em cirurgia de implantes: Diretrizes e técnicas para uma cicatrização óptima". *Clinical Implant Dentistry and Related Research,* 17(1), 47-55. DOI: 10.1111/cid.12145

6. Jung, R. E., &Zembic, A. (2012). "Resultados estéticos da terapia com implantes: O papel do design do retalho e da gestão dos tecidos moles". *Periodontologia 2000,* 58(1), 133-145. DOI: 10.1111/j.1600-0757.2012.00457.x

7. Kern, M., &Mombelli, A. (2014). "Gestão de tecidos moles em torno de implantes: Uma revisão abrangente". *Journal of Prosthetic Dentistry,* 112(6), 1238-1247. DOI: 10.1016/j.prosdent.2014.01.017

Capítulo 12: Métodos de sutura e otimização da cicatrização em cirurgia de implantes

Introdução

A sutura desempenha um papel fundamental no sucesso da cirurgia de implantes dentários, não só ao fixar os retalhos de tecido mole, mas também ao promover uma cicatrização óptima. Os métodos utilizados para a sutura, a escolha dos materiais e os cuidados pós-operatórios contribuem significativamente para os resultados dos procedimentos com implantes. Este capítulo explora várias técnicas de sutura e a forma como podem ser aplicadas para otimizar a cicatrização, minimizar complicações e assegurar o sucesso a longo prazo em implantologia.

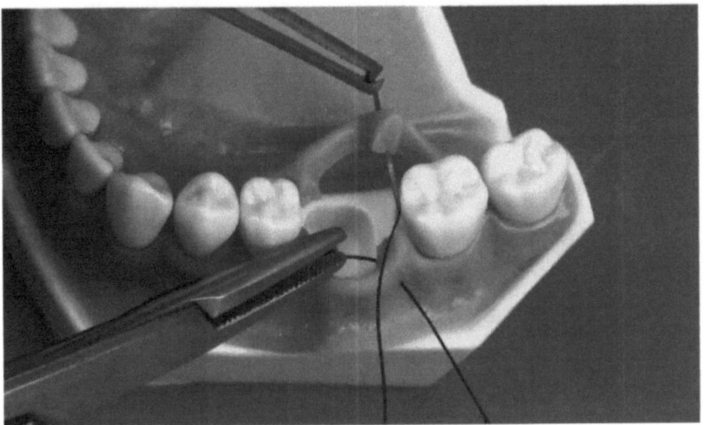

Importância da sutura na cirurgia de implantes

- **Fixação do retalho**: O principal objetivo da sutura é juntar os bordos do tecido para cobrir o local do implante de forma segura. O fecho adequado do retalho minimiza o risco de deiscência da ferida, infeção e atraso na cicatrização.

- **Minimizar a tensão**: A sutura deve ter por objetivo proporcionar um encerramento sem tensão para evitar danos no fornecimento de sangue e necrose dos tecidos moles.

- **Resultados estéticos**: Na região anterior, onde a estética é crítica, a sutura precisa assegura um fecho sem costuras que minimiza a cicatrização e melhora o resultado cosmético final.

Tipos de suturas e materiais utilizados na cirurgia de implantes

1. **Suturas absorvíveis**:

   o **Tipos**: Vicryl (Poliglactina 910), Guta Crómica, Polidioxanona (PDS).

   o **Aplicações**: As suturas absorvíveis são frequentemente utilizadas para suturas internas ou quando se prevê um período de cicatrização mais curto. São gradualmente decompostas pelo organismo e não necessitam de ser removidas.

   o **Vantagens**: Reduz a necessidade de remoção da sutura, evita o desconforto do doente e é ideal para áreas que não requerem tensão prolongada nas suturas.

2. **Suturas não absorvíveis**:

   o **Tipos**: Nylon, Prolene, Seda.

   o **Aplicações**: As suturas não absorvíveis são utilizadas quando é necessário um suporte a longo prazo, particularmente em áreas com elevada tensão ou em casos em que a estabilidade dos tecidos é crítica.

- o **Vantagens**: Proporciona um suporte duradouro para a ferida, especialmente quando existe o risco de abertura ou tensão da ferida.

3. **Suturas de monofilamento vs. suturas entrançadas**:

- o **Suturas Monofilamentares**: Fios únicos de material que resistem à colonização bacteriana e têm uma passagem mais suave através dos tecidos, reduzindo o arrastamento dos tecidos. o Suturas **entrançadas**: Múltiplos fios torcidos entre si, oferecendo maior resistência à tração, mas com maior risco de colonização bacteriana.

Técnicas de sutura em cirurgia de implantes

1. **Suturas interrompidas**:

- o **Técnica**: Cada sutura é colocada individualmente e atada de forma independente, proporcionando um controlo preciso do fecho do tecido. Este método é particularmente útil para unir os bordos do tecido com uma tensão mínima.

- o **Indicações**: Normalmente utilizado em áreas onde é necessário um posicionamento preciso dos tecidos ou quando é necessária uma estabilização individual.

- o **Vantagens**: Oferece um fecho forte e estável e é eficaz em áreas onde é necessário aproximar os bordos de tecidos específicos.

2. **Suturas contínuas**:

   o **Técnica**: Um único fio longo é passado através dos tecidos num padrão contínuo, oferecendo um método rápido para suturar grandes áreas.

   o **Indicações**: Adequado para incisões mais longas ou quando é necessário um fecho rápido. Frequentemente utilizada em áreas com tensão mínima.

   o **Vantagens**: Mais rápido do que as suturas interrompidas e oferece uma distribuição uniforme da tensão ao longo da ferida.

3. **Sutura submucosa**:

   o **Técnica**: A sutura é colocada por baixo da camada mucosa, não deixando marcas externas de sutura. Este método é normalmente utilizado na zona estética para evitar cicatrizes visíveis.

   o **Indicações**: Ideal para colocação de implantes anteriores onde os resultados estéticos são fundamentais.

   o **Vantagens**: Reduz as cicatrizes visíveis e melhora os resultados estéticos.

4. **Suturas de colchão verticais**:

   o **Técnica**: Estas suturas atravessam o tecido e criam um padrão de "colchão" para aproximar os bordos do retalho. É útil para áreas com tensão ou onde o reposicionamento do retalho é difícil.

- o **Indicações**: Recomendado nos casos em que existe uma tensão significativa no retalho ou para tipos de tecido mais espessos.

- o **Vantagens**: Proporciona um fecho forte sem tensão e é ideal para fixar tecidos mais espessos ou fibrosos.

5. **Suturas de suspensão**:

- o **Técnica**: Utilizada para fixar retalhos de tecido numa posição mais estável, normalmente em procedimentos de retalhos grandes em que existe um risco de deslocamento do tecido.

- o **Indicações**: Frequentemente utilizada em cirurgias de elevação do seio maxilar ou noutros procedimentos de implantes extensos.

- o **Vantagens**: Eficaz em grandes áreas, garantindo que a aba permanece segura e corretamente posicionada.

Estratégias de otimização da cura

1. **Fecho sem tensão**:

- o Um dos aspectos mais críticos da sutura é conseguir um fecho sem tensão. A tensão excessiva na linha de sutura pode prejudicar a circulação sanguínea, atrasar a cicatrização e aumentar o risco de deiscência.

- o **Estratégias**:

    - Utilização de um desenho correto do retalho e manipulação

dos tecidos para evitar tensão excessiva.

- Seleção cuidadosa do material de sutura para suportar o tecido sem exercer pressão indevida.

- Consideração da elasticidade natural do tecido e colocação de suturas em áreas com tensão mínima.

2. **Promover o fornecimento de sangue**:

   o Um fluxo sanguíneo adequado para o local da ferida é essencial para a cicatrização. O desenho do retalho, a colocação da incisão e as técnicas de sutura devem garantir que o fornecimento de sangue à área é preservado.

   o **Estratégias**:

   - Evitar o descolamento excessivo do retalho, que pode cortar o fornecimento de sangue.

   - Assegurar que o retalho é reposicionado sem tensão para permitir uma vascularização adequada.

   - Utilização de técnicas de avanço do retalho, quando necessário, para reduzir a tensão no local da cirurgia.

3. **Controlar a inflamação e a infeção**:

o O controlo da inflamação pós-operatória e a prevenção da infeção são fundamentais para uma cicatrização óptima. A infeção pode atrasar a cicatrização, comprometer o sucesso do implante e levar a complicações como a peri-implantite.

o **Estratégias**:

- Utilização de elixires bucais antimicrobianos e antibióticos conforme prescrito.

- Manter a zona cirúrgica limpa e seca durante o processo de cicatrização.

- Visitas regulares de acompanhamento para monitorizar sinais de infeção ou complicações.

4. **Cuidados e instruções pós-operatórias**:

o Os cuidados pós-operatórios adequados são fundamentais para otimizar a cicatrização. Os doentes devem receber instruções claras sobre os cuidados a ter com as feridas, a gestão da dor e restrições às actividades.

o **Estratégias**:

- Instruções para evitar traumas na área cirúrgica, incluindo não escovar os dentes ou usar fio dental diretamente sobre a ferida durante um determinado período.

- Recomendações para uma dieta suave para evitar o stress mecânico no retalho.

- Prescrição de analgésicos e medicamentos para reduzir o inchaço e prevenir infecções.

5. **Minimizar a cicatrização pós-operatória:**

- o A minimização da cicatrização é particularmente importante em áreas estéticas como a maxila anterior ou a mandíbula. As técnicas de sutura adequadas e o desenho do retalho podem ajudar a obter cicatrizes mínimas.

- o **Estratégias:**

    - Sutura ao longo dos contornos naturais da gengiva para esconder as linhas de incisão.

    - Utilizar suturas submucosas ou enterradas sempre que possível para evitar cicatrizes visíveis.

    - Utilização pós-operatória de folhas de gel de silicone ou outros produtos que minimizem as cicatrizes, se necessário.

Conclusão

Os métodos de sutura e a otimização da cicatrização são componentes fundamentais de uma cirurgia de implantes dentários bem sucedida. A seleção cuidadosa dos materiais de sutura, das técnicas e da gestão pós-operatória pode influenciar significativamente a velocidade e a qualidade da cicatrização, reduzir as complicações e melhorar os resultados estéticos e funcionais dos procedimentos de implantes. Ao utilizar fechos sem tensão, promover um bom fluxo sanguíneo e controlar a inflamação, os médicos podem assegurar que os tecidos em redor do implante se integram corretamente, apoiando o sucesso do implante a longo prazo.

Referências:

1. Misch, C. E., & Perel, M. L. (2008). *Implantologia: The State of the Art.* Elsevier Ciências da Saúde.

2. Mombelli, A., & Lang, N. P. (2009). A influência da gestão dos tecidos moles no sucesso da terapia com implantes. *Periodontologia 2000, 47*(1), 38-57. https://doi.org/10.1111/j.1600-0757.2009.00322.x

3. Chen, S. T., & Buser, D. (2009). Gestão de tecidos moles à volta de implantes dentários. *Journal of Periodontology, 80*(12), 1917-1926. https://doi.org/10.1902/jop.2009.090234

4. Hammerle, C. H., & Chen, S. T. (2008). Aumento ósseo por meio de enxerto de tecido mole: Implicações para a cirurgia de implantes. *Clinical Oral Implants Research, 19*(Suppl. 4), 75-79. https://doi.org/10.1111/j.1600-0501.2008.01571.x

5. Zitzmann, N. U., &Berglundh, T. (2008). Gestão de tecidos moles em torno de implantes zona estética. *Journal of Clinical Periodontology, 35(5),* 278-287. https://doi.org/10.1111/j.1600-051X.2008.01219.x

6. Pikos, M. A. (2012). O papel da sutura e dos cuidados pós-operatórios na gestão dos tecidos moles à volta dos implantes dentários. *Implant Dentistry, 21(6),* 460-467. https://doi.org/10.1097/ID.0b013e318269afc4

7. Cavalcanti, L. L., & Figueiredo, L. M. (2020). Cuidados pós-operatórios em cirurgia de implantes dentários: Influência das técnicas de sutura e cicatrização. *Journal of Prosthetic Dentistry, 123*(5), 699-705.

https://doi.org/10.10167j.prosdent.2019.09.001

8. Pellizzer, E. P., & Silva, F. G. (2018). Uma revisão sistemática das técnicas de sutura em implantodontia dentária. *Journal of Clinical Periodontology, 45*(9), 1045-1054. https://doi.org/10.1111/jcpe. 12983

Capítulo 13: Procedimentos de aumento e enxerto de tecidos moles em Implantodontia

Introdução

Os procedimentos de aumento e enxerto de tecidos moles são componentes essenciais na terapia com implantes dentários, particularmente quando o tecido gengival ou mucoso é insuficiente para garantir a colocação correta do implante e o sucesso a longo prazo. Estes procedimentos não só melhoram os resultados estéticos, como também fornecem o suporte necessário para a estabilidade do implante, minimizando o risco de complicações como a peri-implantite e a falha do implante. Este capítulo aprofunda as várias técnicas e materiais utilizados para o aumento e enxerto de tecidos moles em implantologia, descrevendo as suas indicações, técnicas e resultados clínicos.

Importância dos tecidos moles na Implantologia

O tecido mole que rodeia um implante dentário desempenha um papel vital no seu sucesso. Uma gengiva queratinizada (KG) adequada à volta do implante é crucial para:

- **Proteção do osso subjacente**: O tecido mole actua como uma barreira contra as bactérias, prevenindo a infeção.

- **Resultados estéticos**: Um tecido mole corretamente contornado melhora o aspeto da restauração final, particularmente na região anterior.

- **Estabilidade a longo prazo**: Um tecido mole suficiente suporta a estabilidade do implante, assegurando a resistência às forças exercidas durante a mastigação e prevenindo a recessão do tecido peri-implantar.

Indicações para aumento e enxerto de tecidos moles

- **Gengiva queratinizada insuficiente**: A falta de KG pode levar à instabilidade do implante, ao aumento da acumulação de placa bacteriana e à dificuldade em manter a higiene oral, levando ao risco de peri-implantite.

- **Recessão da gengiva marginal**: Ocorre quando o tecido gengival que rodeia o implante recua, muitas vezes devido a trauma mecânico, inflamação ou gestão incorrecta dos tecidos moles durante a cirurgia de implantes.

- **Preocupações estéticas**: Um tecido mole insuficiente ou irregular pode levar a uma estética comprometida, particularmente nas áreas visíveis da boca.

- **Volume de tecido defeituoso**: Nos casos em que ocorreu perda de tecido devido a trauma, doença periodontal ou extração, o aumento de tecido mole pode restaurar uma aparência mais natural e proporcionar um melhor suporte do implante.

Técnicas de aumento e enxerto de tecidos moles

1. **Enxerto gengival livre (FGG)** :

    o **Técnica**: Um enxerto gengival livre envolve a colheita de tecido do palato (ou de outro local doador) e o seu transplante para o local recetor para aumentar a gengiva. Este procedimento é normalmente utilizado para aumentar a largura da gengiva queratinizada.

o **Indicações**: Ideal para pacientes com KG insuficiente à volta do local
do implante, particularmente quando a gengiva anexa é estreita.

o **Vantagens**: Proporciona resultados duradouros e previsíveis,
especialmente em casos que requerem um aumento substancial do
tecido queratinizado.

o **Desafios**: Morbilidade da zona dadora e necessidade de um tempo de
cicatrização adequado.

2. **Enxerto de tecido conjuntivo (CTG):**

o **Técnica**: Um enxerto de tecido conjuntivo envolve a colheita de uma
camada de tecido conjuntivo subepitelial do local doador (normalmente
o palato) e o seu enxerto no local recetor. Esta técnica é normalmente
utilizada para tratar a recessão gengival.

o **Indicações**: Eficaz para pacientes com recessão da gengiva à volta de um
implante, particularmente na zona estética.

o **Vantagens**: Oferece melhores resultados estéticos do que os enxertos gengivais
livres e

promove a espessura gengival sem comprometer a aparência estética.

o **Desafios**: Morbilidade do local doador e o procedimento pode ser
tecnicamente mais exigente do que o enxerto gengival livre.

3. **Enxerto de tecido conjuntivo subepitelial (SCTG):**

o **Técnica**: O SCTG é semelhante a um enxerto de tecido conjuntivo, mas visa especificamente a colocação de uma camada subepitelial para cobrir superfícies radiculares expostas ou implantes. O tecido é normalmente colhido do palato ou de outras áreas onde exista tecido adequado.

- o **Indicações**: Utilizado para cobertura de roscas de implantes expostas ou superfícies radiculares,

particularmente na região anterior, para melhorar a função e a estética.

- o **Vantagens**: Ajuda a melhorar o contorno e a espessura da gengiva, oferecendo benefícios funcionais e estéticos.

- o **Desafios**: Requer uma técnica cirúrgica cuidadosa para evitar danificar o enxerto ou o local doador.

4. **Enxertos pediculares**:

- o **Técnica**: Um enxerto pedicular envolve a deslocação de uma porção da gengiva do próprio paciente de um local próximo e o seu reposicionamento sobre a área deficiente. Isto é normalmente feito através da criação de um retalho com a gengiva anexada, que permanece ligada ao local doador.

- o **Indicações**: Ideal para pacientes com tecido gengival adjacente suficiente que possa ser deslocado para o local do implante.

- o **Vantagens**: O tecido do dador permanece ligado, proporcionando um imediato de sangue para o local do enxerto, o que aumenta o sucesso do procedimento.

o **Desafios**: Limitado pela disponibilidade de tecido adjacente e pode

não ser adequado para todos os doentes.

5. **Alloderm® e Xenoenxertos**:

o **Técnica**: O Alloderm® (uma derme cadavérica humana processada)

e os xenoenxertos (tecido derivado de animais, como o colagénio

porcino) são utilizados como substitutos do tecido autógeno em

procedimentos de enxerto de tecidos moles. Estes materiais

fornecem um suporte para as células do próprio corpo se infiltrarem

e promoverem a regeneração dos tecidos.

o **Indicações**: Útil nos casos em que o tecido autógeno não está

disponível ou quando o paciente prefere um procedimento menos

invasivo.

o **Vantagens**: Redução da morbilidade da zona dadora e menor tempo

cirúrgico.

o **Desafios**: Disponibilidade limitada e risco potencial de resposta

imunitária ou rejeição.

6. **Plasma rico em plaquetas (PRP) e fibrina rica em plaquetas (PRF)**:

o **Técnica**: O PRP e o PRF são derivados do sangue do próprio doente

e são utilizados para melhorar a cicatrização de feridas e a

regeneração de tecidos. Estes concentrados de plaquetas são

aplicados no local do enxerto para promover a regeneração celular

e reduzir a inflamação pós-operatória.

o   **Indicações**: Normalmente utilizado como adjuvante em procedimentos de enxertia para melhorar a cicatrização e a integração dos tecidos.

o   **Vantagens**: Estimula a regeneração dos tecidos e pode melhorar os resultados dos procedimentos de enxerto, acelerando a cicatrização.

o   **Desafios**: Requer recolha e centrifugação de sangue, o que pode aumentar a complexidade do procedimento.

7. **Membranas de quitosano e colagénio**:

o   **Técnica**: As membranas de quitosano e colagénio são frequentemente utilizadas em conjunto com procedimentos de enxerto para fornecer um suporte para o tecido recém-enxertado e promover a sua integração na área circundante.

o   **Indicações**: Eficaz na orientação da regeneração dos tecidos e na prevenção da deslocação do material de enxerto.

o   **Vantagens**: Biocompatível, e as membranas de colagénio são reabsorvíveis, eliminando a necessidade de remoção.

o   **Desafios**: Pode ser dispendioso e requer uma colocação exacta para evitar complicações.

Cuidados pós-operatórios e otimização da cicatrização

1. **Medidas de proteção**: o **Pensos**: A aplicação de um penso periodontal pode ajudar a proteger a área enxertada e minimizar o trauma durante a cicatrização.

o   **Evitar o stress**: Os doentes devem ser aconselhados a evitar mastigar

124

muito no local do enxerto para reduzir o stress mecânico durante a fase de cicatrização.

2. **Medicação**:

   o **Controlo da dor**: O controlo adequado da dor com AINEs ou analgésicos prescritos é essencial para garantir o conforto do doente.

   o **Antibióticos**: Podem ser prescritos antibióticos para prevenir a infeção, especialmente nos casos de procedimentos de enxertia mais invasivos.

3. **Visitas de acompanhamento**:

   o As visitas regulares de acompanhamento são cruciais para monitorizar o processo de cicatrização, verificar se existem sinais de infeção e assegurar que o enxerto foi integrado com sucesso.

Complicações e resolução de problemas

- **Falha do enxerto**: A falta de integração, o fornecimento insuficiente de sangue ou a infeção podem causar a falha do enxerto, levando à necessidade de uma cirurgia de revisão.

- **Crescimento excessivo do tecido**: Em alguns casos, o crescimento excessivo do tecido pode exigir uma intervenção cirúrgica adicional para remodelar a área enxertada.

Conclusão

Os procedimentos de aumento e enxerto de tecidos moles são essenciais para o sucesso a longo prazo dos implantes dentários, especialmente nos casos em que o tecido gengival é insuficiente ou está danificado. Através de uma variedade de técnicas e materiais, os médicos podem obter resultados óptimos, melhorando tanto a função como a estética do local do implante. Um planeamento cuidadoso, a seleção do material de enxerto adequado e cuidados pós-operatórios meticulosos contribuem para o sucesso destes procedimentos, assegurando que o paciente usufrui de benefícios funcionais e estéticos.

Referências:

1. Misch, C. E. (2014). *Próteses de implantes dentários.* Elsevier Ciências da Saúde.

2. Hammerle, C. H., & Chen, S. T. (2009). Aumento ósseo por meio de enxerto de tecido mole: Implicações para a cirurgia de implantes. *Clinical Oral Implants Research, 20*(Suppl.

4), 159-166. https://doi.org/10.1111/j.1600-0501.2009.01940.x

3. Chiapasco, M., &Casentini, P. (2013). Procedimentos de aumento de tecidos moles em implantologia: Uma revisão. *International Journal of Oral & Maxillofacial Implants, 28(3),* 66-78.

4. Chen, S. T., & Buser, D. (2009). Gestão de tecidos moles à volta de implantes dentários. *Journal of Periodontology,* 80(12), 1917-1926. https://doi.org/10.1902/jop.2009.090234

5. Zitzmann, N. U., &Berglundh, T. (2009). Tecidos moles e considerações

estéticas em implantologia dentária. *Periodontologia 2000, 51*(1), 70-90. https://doi.org/10.1111Zj.1600- 0757.2009.00302.x

6. De Rouck, T., &Cosyn, J. (2008). Aumento de tecido mole à volta de implantes na zona estética. *Journal of Clinical Periodontology, 35*(8), 648-655. https://doi.org/10.1111/j.1600-051X.2008.01243.x

7. Carvalho, P. E., & Cota, L. O. (2017). Enxerto de tecido mole para implantes dentários: Materiais, técnicas e considerações clínicas. *The Journal of the American Dental Association, 148(6),* 389-397. https://doi.org/10.1016/j.adaj.2017.01.003

8. Pikos, M. A. (2015). Enxerto de tecidos moles na terapia com implantes: Técnicas e seleção de materiais. *Implantodontia, 24*(4), 437-442. https://doi.org/10.1097/ID.0000000000000306

Capítulo 14: Técnicas de enxerto de tecidos moles em Implantodontia: Enxerto Gengival Livre e Enxerto de Tecido Conjuntivo

Introdução

As técnicas de enxerto de tecidos moles são fundamentais no campo da implantologia dentária, particularmente nos casos em que a gengiva queratinizada (KG) é insuficiente ou em que a recessão gengival comprometeu o resultado estético ou funcional dos implantes dentários. Estas técnicas ajudam a melhorar o tecido peri-implantar, a melhorar a estabilidade do implante e a garantir resultados estéticos óptimos. As duas técnicas de enxerto de tecidos moles mais utilizadas são o **enxerto gengival livre (FGG) e o enxerto de tecido conjuntivo (CTG),** cada uma com indicações, vantagens e limitações específicas.

Este capítulo apresenta uma discussão pormenorizada sobre ambas as técnicas, incluindo as suas aplicações clínicas, etapas processuais, benefícios e desafios.

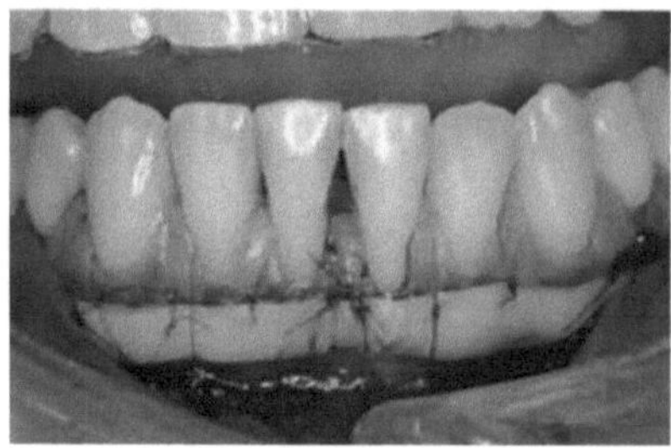

Enxerto gengival livre (FGG)

Visão geral

O **enxerto gengival livre (FGG)** é um procedimento cirúrgico em que uma pequena porção de tecido gengival é colhida de um local doador (normalmente o palato duro) e transferida para o local recetor para aumentar a gengiva. O enxerto utilizado é normalmente um enxerto de espessura total, o que significa que inclui tanto a camada epitelial como a camada de tecido conjuntivo.

Indicações

- **Gengiva Queratinizada Insuficiente**: O FGG é normalmente efectuado quando existe uma gengiva queratinizada inadequada à volta de um implante, especialmente na presença de um biótipo gengival fino ou de uma gengiva aderente estreita.

- **Recessão Gengival**: O FGG é eficaz no tratamento de áreas de recessão gengival, particularmente na face vestibular de implantes ou dentes naturais.

- **Prevenir a recessão**: Em alguns casos, o FGG pode ser utilizado profilaticamente para prevenir futuras recessões à volta dos implantes, especialmente em áreas onde a gengiva fina pode levar a uma maior perda de tecido.

Procedimento

1. **Colheita do enxerto**: É colhida uma pequena secção de gengiva do local doador, normalmente o palato duro. O local doador é anestesiado e o tecido é cuidadosamente removido com um bisturi. O tamanho do enxerto depende da extensão do aumento de tecido necessário.

2. **Preparação do local recetor**: O local recetor é então preparado através da

criação de um retalho de espessura parcial na área do implante ou da recessão. Este retalho irá receber o enxerto e fornecer um leito para a sua fixação.

3. **Colocação do enxerto**: O enxerto colhido é cuidadosamente colocado no local recetor e suturado na sua posição. É importante que o enxerto seja posicionado em contacto direto com o tecido subjacente para garantir uma integração bem sucedida.

4. **Cuidados pós-operatórios**: A área é suturada e o paciente é normalmente aconselhado a evitar traumas no enxerto durante várias semanas. O local doador também é suturado e deve cicatrizar dentro de algumas semanas.

Vantagens

- **Resultados previsíveis**: O FGG oferece resultados fiáveis e consistentes, especialmente quando é necessário um aumento substancial da gengiva queratinizada.

- **Durabilidade**: O enxerto é geralmente durável e pode ser bem sucedido a longo prazo se for colocado corretamente.

- **Complicações mínimas**: O risco de fracasso é baixo quando realizado por um médico experiente.

Desafios

- **Morbidade do local doador**: A colheita de tecido do palato pode causar desconforto, inchaço e um período de recuperação mais longo para o doente.

- **Preocupações estéticas**: Embora a FGG seja altamente eficaz, pode nem sempre proporcionar os melhores resultados estéticos, particularmente na região anterior, devido ao contraste entre a cor e a textura do tecido dador e a mucosa circundante.

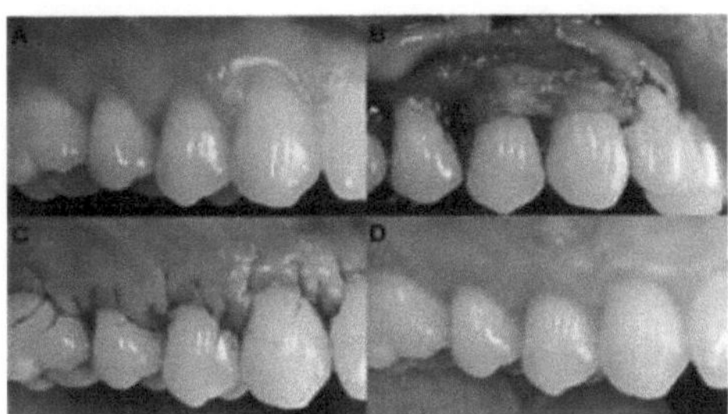

Enxerto de tecido conjuntivo (CTG)

Visão geral

O **enxerto de tecido conjuntivo (CTG)** é outra técnica popular utilizada em implantologia dentária para aumentar o tecido mole, com o objetivo principal de melhorar o aspeto estético e a função da área peri-implantar. Ao contrário do enxerto gengival livre, o CTG envolve a colheita apenas da camada de tecido conjuntivo do local doador (normalmente o palato), deixando intacta a camada epitelial sobrejacente.

Indicações

- **Recessão gengival**: O CTG é o padrão de ouro para o tratamento da recessão gengival, especialmente na zona estética.

- **Espessamento da gengiva**: Em casos de biótipos gengivais finos, o CTG é utilizado para aumentar a espessura da gengiva à volta de implantes ou dentes naturais, reduzindo o risco de recessão futura.

- **Restauração Estética**: Na região anterior, onde a estética é crucial, o CTG pode melhorar o contorno e a cor da gengiva, proporcionando um resultado de aspeto mais natural.

- **Estabelecimento de gengiva queratinizada**: A CTG é eficaz nos casos em que a gengiva queratinizada é inadequada, particularmente nas superfícies vestibulares dos implantes.

Procedimento

1. **Colheita do enxerto**: Um enxerto de tecido conjuntivo é colhido do local doador, normalmente o palato duro. O tecido é obtido através de uma incisão para separar o tecido conjuntivo subepitelial do epitélio sobrejacente. A camada epitelial é deixada intacta no local doador, o que ajuda a uma cicatrização mais rápida.

2. **Preparação do local recetor**: É criado um retalho de espessura parcial na área

   onde o enxerto será colocado. O local é cuidadosamente preparado para garantir um contacto ótimo entre o enxerto e o tecido subjacente.

3. **Colocação do enxerto**: O enxerto de tecido conjuntivo é então colocado no local recetor e suturado na sua posição. O enxerto é geralmente colocado por baixo do retalho, assegurando que é coberto pelo tecido sobrejacente

para uma cicatrização óptima.

4. **Cuidados pós-operatórios**: Após a cirurgia, o paciente será aconselhado a seguir uma rotina de higiene oral rigorosa, evitando qualquer trauma mecânico no local do enxerto. A zona dadora também é suturada e irá cicatrizar com o tempo.

Vantagens

- **Estética melhorada**: O CTG é particularmente benéfico na zona estética, uma vez que proporciona um resultado de aspeto mais natural do que um enxerto gengival livre.

- **Espessura e resistência**: O CTG aumenta a espessura da gengiva à volta dos implantes ou dos dentes naturais, o que é benéfico tanto em termos funcionais como estéticos.

- **Redução da morbilidade no local doador**: Uma vez que apenas o tecido conjuntivo é colhido, a zona dadora cicatriza mais rapidamente e com menos desconforto em comparação com a FGG.

Desafios

- **Dificuldade técnica**: O procedimento de CTG requer precisão, particularmente ao separar o tecido conjuntivo da camada epitelial.

- **Disponibilidade limitada de tecido**: A quantidade de tecido disponível para enxerto pode ser limitada, especialmente em pacientes com tecido palatino fino.

- **Tempo de cicatrização**: Embora o enxerto se integre bem, o tempo de cicatrização geral pode ser mais longo em comparação com outras técnicas de enxerto.

Comparação entre o enxerto gengival livre e o enxerto de tecido conjuntivo

Aspect	Free Gingival Graft (FGG)	Connective Tissue Graft (CTG)
Indications	Insufficient keratinized gingiva, gingival recession	Gingival recession, thin gingiva, aesthetic restoration
Harvesting Method	Full-thickness graft from the palate	Subepithelial connective tissue from the palate
Aesthetic Outcome	Less aesthetic, especially in the esthetic zone	More aesthetic, ideal for the anterior region
Postoperative Recovery	Moderate discomfort at the donor site	Less discomfort at the donor site
Graft Durability	High durability and long-term success	High durability, with excellent integration
Complications	Donor site discomfort, color mismatch	Technical difficulty, limited donor tissue
Healing Time	Faster in the recipient site but longer donor site recovery	Faster donor site recovery, longer recipient site healing

Conclusão

Tanto **o enxerto gengival livre (FGG)** como o **enxerto de tecido conjuntivo (CTG)** são técnicas essenciais na gestão de tecidos moles para a implantologia dentária, cada uma com as suas vantagens e limitações distintas. A escolha da técnica depende das necessidades clínicas, das exigências estéticas do paciente e das caraterísticas específicas do local do implante. Enquanto a FGG é particularmente útil para aumentar o tecido queratinizado, a CTG é preferida pelos seus resultados estéticos e pela capacidade de melhorar a espessura do tecido à volta dos implantes. O sucesso destes procedimentos depende da seleção adequada do paciente, de uma técnica cirúrgica cuidadosa e de cuidados pós-operatórios diligentes para garantir a integração óptima do enxerto e o sucesso a longo prazo do implante.

Referências :

1. Langer, B., & Langer, L. (1993). O enxerto gengival livre na terapia com implantes: Uma revisão da técnica. *International Journal of Periodontics and Restorative Dentistry, 13(5)*, 467-475.

2. Chen, S. T., & Buser, D. (2009). Gestão de tecidos moles à volta de implantes dentários. *Journal of Periodontology, 80(12)*, 1917-1926. https://doi.org/10.1902/jop.2009.090234

3. Vishwanath, S. D., & Al-Falaki, M. (2013). Enxertos de tecido conjuntivo em implantologia: Uma revisão. *Jornal de Investigação Clínica e de Diagnóstico, 7(7)*, 1366-1369.

4. Tarnow, D. P., & Miller, R. (1997). O enxerto de tecido conjuntivo: Uma técnica versátil na cirurgia periodontal. *Jornal de Periodontologia, 68(6)*, 494-500.

5. Hammerle, C. H., & Chen, S. T. (2008). Aumento ósseo por meio de enxerto de tecido mole: Implicações para a cirurgia de implantes. *Clinical Oral Implants Research, 19*(Suppl. 4), 75-79. https://doi.org/10.1111/j.1600-0501.2008.01571.x

6. Cavalcanti, L. L., & Figueiredo, L. M. (2020). Cuidados pós-operatórios em cirurgia de implantes dentários: Influência das técnicas de sutura e cicatrização.

Journal of Prosthetic Dentistry, 123(5), 699-705. https:ZZdoi.org/10.1016Zj.prosdent.2019.09.001

7. Zitzmann, N. U., &Berglundh, T. (2008). Gestão de tecidos moles em torno de implantes na zona estética. *Journal of Clinical Periodontology, 35*(5), 278-287. https://doi.org/10.1111/j.1600-051X.2008.01219.x

8. Pikos, M. A. (2012). Enxerto de tecidos moles na terapia com implantes: Técnicas e seleção de materiais. *Implantodontia, 21*(4), 370-376. https://doi.org/10.1097/ID.0b013e318269afc4

Capítulo 15: Materiais e métodos para aumento de tecido em Implantodontia

Introdução

Os procedimentos de aumento de tecido são cruciais na dentisteria de implantes, especialmente nos casos em que a insuficiência de tecido mole ou duro pode comprometer a estética, a função ou a estabilidade dos implantes dentários. O aumento de tecido bem sucedido requer os materiais, técnicas e métodos corretos para melhorar o volume, contorno e qualidade do tecido, criando assim um ambiente ideal para a colocação de implantes. Este capítulo aborda os vários materiais utilizados no aumento de tecidos, juntamente com os métodos que são normalmente empregues para o aumento de tecidos moles e duros.

Materiais para aumento de tecidos moles

1. Tecido autógeno

O tecido autógeno, ou tecido obtido do próprio corpo do doente, continua a ser o padrão de ouro para o aumento de tecidos moles devido à sua elevada compatibilidade e baixo risco de rejeição imunitária.

- **Enxerto Gengival Livre (FGG):** Um pedaço de gengiva de espessura total é colhido de um local doador (normalmente o palato duro ou a tuberosidade) e transplantado para o local recetor.

- **Enxerto de tecido conjuntivo (CTG):** Apenas o tecido conjuntivo é colhido, deixando a camada epitelial intacta no local do dador, normalmente do palato duro.

- **Tecido conjuntivo subepitelial**: Utilizado para melhorar a estética em casos de recessão gengival, envolve a colheita de uma fina camada de tecido conjuntivo sem o epitélio sobrejacente.

Vantagens:

- Biocompatível e com uma elevada taxa de sucesso.

- Risco mínimo de rejeição imunitária.

- Boa estabilidade a longo prazo.

Limitações:

- Morbidade e desconforto no local doador.

- Disponibilidade limitada de tecido, particularmente em doentes com locais de dador insuficientes (por exemplo, áreas palatinas estreitas).

2. Aloenxertos

Os aloenxertos são tecidos retirados de um dador humano, normalmente tecido cadavérico, que são processados para remover células de modo a evitar a rejeição imunitária. Estes podem incluir:

- **Matriz Dérmica Acelular (ADM)**: Uma forma processada de pele humana que não contém componentes celulares. É utilizada principalmente para enxertos de tecidos moles em implantologia dentária.

- **Matriz de colagénio humano**: Extraído da derme humana, este material é utilizado para promover a regeneração dos tecidos moles, fornecendo um suporte para as células do doente.

Vantagens:

- Reduz a morbilidade da zona dadora.

- Facilmente disponível, uma vez que o tecido é obtido de dadores.

- Excelente suporte para a infiltração e regeneração de células.

Limitações:

- Custo mais elevado em comparação com o tecido autógeno.

- Potencial de resposta imunitária, embora o risco seja mínimo devido ao processamento.

3. Xenoenxertos

Os xenoenxertos são materiais de tecido derivados de animais, normalmente de origem bovina. Os exemplos incluem:

- **Matriz de Colagénio Bovino**: Frequentemente utilizada como substituto de enxertos de tecido conjuntivo. Serve como um suporte para promover a cicatrização e a regeneração dos tecidos no aumento dos tecidos moles.

Vantagens:

- Prontamente disponível.

- Reduz a morbilidade da zona dadora.

- Pode ser utilizado em conjunto com tecido autógeno para aumentar o tecido mole.

Limitações:

* Risco de resposta imunitária, embora este seja minimizado devido ao processamento.

* Custos mais elevados em comparação com os enxertos autógenos.

4. Materiais sintéticos

Os materiais sintéticos são produtos artificiais concebidos para imitar as propriedades dos tecidos naturais. Os exemplos incluem:

* **Membranas de colagénio**: Utilizadas como barreiras na regeneração guiada de tecidos (GTR) ou em combinação com enxertos para apoiar a cicatrização.

* **Membranas poliméricas**: Tais como o ácido poliláctico (PLA) e o ácido poliglicólico (PGA), são normalmente utilizados na engenharia de tecidos.

* **Substitutos de enxertos**: Materiais como as matrizes de colagénio reticulado são concebidos para fornecer suporte estrutural para o crescimento dos tecidos.

Vantagens:

* Propriedades personalizáveis.

* Não há risco de transmissão de doenças.

* Facilidade de disponibilidade.

Limitações:

- Pode não oferecer a mesma resposta biológica que o tecido autógeno.

- Potencial para uma integração mais lenta com o tecido hospedeiro.

Materiais para aumento de tecido duro

1. Auto-enxertos

Os enxertos autógenos envolvem a utilização de osso colhido do próprio corpo do paciente. Os locais dadores mais comuns para enxertos de osso autógeno incluem o ramo mandibular, o queixo (mento) e a crista ilíaca.

- **Osso esponjoso**: osso mais macio e esponjoso que é frequentemente colhido de áreas como a crista ilíaca e pode ser utilizado no aumento ósseo maxilar ou mandibular.

- **Osso cortical**: osso mais duro, normalmente colhido da crista ilíaca, e fornece estrutura para enxertos ósseos que requerem maior rigidez.

Vantagens:

- Biocompatível com um risco mínimo de rejeição.

- Rico em células osteogénicas, que favorecem uma cicatrização e uma integração mais rápidas.

- Excelente estabilidade a longo prazo.

Limitações:

- Morbidade e desconforto no local doador.

- Requer um segundo local cirúrgico para a colheita.

2. Aloenxertos

Os aloenxertos são enxertos ósseos humanos provenientes de dadores
cadavéricos. Podem ser classificados em:

- **Aloenxertos ósseos mineralizados**: Estes são enxertos ósseos que foram
  processados para preservar o seu conteúdo mineral e são ideais para
  promover a formação óssea.

- **Matriz óssea desmineralizada (DBM)**: Um enxerto ósseo processado ao
  qual foi removido o conteúdo mineral, deixando apenas a matriz de
  colagénio, que se pensa promover a osteoindução e uma regeneração óssea
  mais rápida.

Vantagens:

- Sem morbilidade da zona dadora.

- Prontamente disponível e menos dispendioso do que os auto-enxertos.

Limitações:

- Potencial de rejeição imunitária, embora o processamento minimize este
risco.

- Potencial osteogénico ligeiramente inferior ao dos autoenxertos.

3. Xenoenxertos Os xenoenxertos são derivados de animais, normalmente de origem bovina. Estes enxertos são processados para os tornar compatíveis com o tecido humano. Um exemplo de material de xenoenxerto inclui:

- **Osso bovino**: O osso bovino processado é normalmente utilizado para o aumento de tecidos duros.

  Serve de suporte para o crescimento de novo osso e tem demonstrado promover a osteocondutividade.

Vantagens:

- Prontamente disponível e menos dispendioso do que os auto-enxertos.

- Sem morbilidade da zona dadora.

- Eficaz para aumentar o volume e a estrutura óssea.

Limitações:

- Risco de resposta imunitária, embora este seja minimizado através do processamento.

- Incorporação mais lenta no local recetor em comparação com os auto-enxertos.

4. Aloplastos

Os aloplastos são materiais sintéticos concebidos para imitar o osso natural. Estes materiais incluem:

- **Hidroxiapatite (HA)**: Uma forma mineral de apatite de cálcio que ocorre naturalmente, frequentemente utilizada em enxertos ósseos devido à sua semelhança com o osso humano.

- **Fosfato tricálcico (TCP)**: Um material biodegradável utilizado para a regeneração óssea que se reabsorve ao longo do tempo e é substituído por osso natural.

Vantagens:

- Não há risco de transmissão de doenças.

- Personalizável para necessidades clínicas específicas.

- Fácil de manusear e disponível em várias formas.

Limitações:

- Pode não ter as propriedades osteogénicas dos autoenxertos.

- Alguns materiais podem reabsorver demasiado depressa ou não se integrarem adequadamente.

5. Substitutos ósseos

Os substitutos ósseos são concebidos para fornecer um suporte para a formação óssea. Os exemplos incluem:

- **Vidro bioativo**: Conhecido pelas suas propriedades osteocondutoras e osteoindutoras, o vidro bioativo é frequentemente utilizado em procedimentos de enxerto ósseo.

- **Cimentos de fosfato de cálcio**: Estes materiais são osteocondutores e podem ser utilizados tanto para obturações de tecidos duros como para obturações de defeitos ósseos.

Vantagens:

- Osteocondutor, favorece a formação óssea.

- Prontamente disponível e fácil de manipular.

Limitações:

- Pode não ser tão osteoindutor como os auto-enxertos.

- Integração mais lenta em comparação com os auto-enxertos.

Métodos para aumento de tecido

Métodos de aumento dos tecidos moles

- **Dissecção subperiosteal**: O retalho é levantado e o periósteo é cuidadosamente separado do osso subjacente. O enxerto é então colocado entre o periósteo e o tecido mole.

- **Retalho Coronalmente Avançado (CAF)**: Utilizado principalmente no tratamento da recessão gengival, este método envolve a elevação do retalho e o seu reposicionamento coronário para cobrir o local do enxerto recetor.

- **Técnica de túnel**: Um procedimento minimamente invasivo em que o tecido é colocado num túnel por baixo do tecido gengival existente para criar espaço para a colocação do enxerto.

Métodos de aumento do tecido duro

- **Cirurgia de elevação do seio maxilar**: Um procedimento para aumentar o osso posterior do maxilar, em que a membrana do seio é elevada para permitir a colocação de enxerto ósseo.

- **Enxerto em bloco**: Envolve a colocação de um bloco de osso (normalmente autógeno) para reconstruir áreas de perda óssea significativa, como no rebordo alveolar.

- **Regeneração óssea guiada (ROG)**: É utilizada uma membrana de barreira para isolar o material de enxerto dos tecidos circundantes, promovendo o crescimento ósseo em áreas com insuficiência volume.

Conclusão

O sucesso do aumento de tecidos em implantologia dentária depende em grande medida da escolha adequada de materiais e técnicas adaptadas às necessidades específicas do doente. Os materiais discutidos, desde enxertos autógenos a substitutos sintéticos, têm cada um as suas vantagens e limitações únicas. Os métodos de aplicação, desde técnicas de enxerto de tecidos moles a procedimentos avançados de aumento ósseo, oferecem soluções para uma vasta gama de desafios clínicos. O aumento bem sucedido dos tecidos não só proporciona uma melhor base para a colocação de implantes, como também contribui para o sucesso a longo prazo e para a estética dos implantes dentários.

Referência:

1. Lindhe, J., & Meyle, J. (2008). Doenças peri-implantares: Relatório de consenso do Sexto Workshop Europeu de Periodontologia. *Journal of Clinical Periodontology, 35*(8), 282-285. https://doi.org/10.1111/j.1600-051X.2008.01283.x

2. Aroca, S., & Salvi, G. E. (2008). Gestão de tecidos moles à volta de implantes dentários. *Periodontologia 2000, 47(1),* 116-137. https://doi.org/10.1111Zj.1600-0757.2009.00323.x

3. Chen, S. T., & Buser, D. (2009). Gestão de tecidos moles à volta de implantes dentários. *Journal of Periodontology, 5'0*(12), 1917-1926. https://doi.org/10.1902/jop.2009.090234

Capítulo 16: Saúde e manutenção dos tecidos moles peri-implantares

Introdução

O sucesso a longo prazo dos implantes dentários está fortemente dependente da saúde e manutenção dos tecidos moles peri-implantares. Estes tecidos desempenham um papel fundamental na estabilidade do implante, na integração com o osso circundante e na prevenção de complicações como a peri-implantite. A saúde dos tecidos moles peri-implantares engloba tanto os tecidos mucosos que rodeiam o implante como o osso subjacente. São essenciais estratégias de manutenção adequadas para evitar a degradação dos tecidos moles e para assegurar a longevidade da restauração com implantes. Este capítulo aborda a importância da saúde dos tecidos moles peri-implantares, os factores que a influenciam e as melhores práticas para a sua manutenção.

1. Compreender a saúde dos tecidos moles peri-implantares

Os tecidos moles peri-implantares incluem a gengiva e a mucosa que rodeiam o implante dentário. Estes tecidos formam uma barreira entre a superfície do implante e o ambiente externo, impedindo a infiltração bacteriana e protegendo o osso subjacente. A saúde destes tecidos é fundamental para prevenir complicações como a mucosite peri-implantar e a peri-implantite.

- **Mucosa peri-implantar**: Este é o tecido mole que rodeia diretamente o implante. Tem caraterísticas semelhantes às da gengiva, mas difere na sua fixação à superfície do implante.

- **Gengiva Peri-Implantar**: Semelhante à gengiva à volta dos dentes naturais, a gengiva do implante peri- forma um selo apertado à volta do colo do implante, prevenindo a invasão bacteriana e mantendo a saúde dos tecidos.

Os tecidos peri-implantares saudáveis proporcionam um suporte adequado para o implante, previnem a invasão microbiana e mantêm o aspeto estético da restauração do implante.

2. Factores que influenciam a saúde dos tecidos moles peri-implantares

Vários factores podem influenciar a saúde dos tecidos moles peri-implantares:

A. Desenho e superfície do implante

- **Caraterísticas da superfície do implante**: A rugosidade, a textura e o material da superfície do implante podem afetar a fixação e a resposta dos tecidos moles. As superfícies mais rugosas tendem a promover uma melhor fixação dos tecidos moles em comparação com as superfícies lisas.

- **Geometria do implante**: O desenho do implante, incluindo a forma e o posicionamento do implante, afecta a forma como os tecidos circundantes se adaptam e mantêm a saúde.

- **Ligação implante-pilar**: Uma ligação bem ajustada evita a acumulação de bactérias e minimiza o risco de peri-implantite.

B. Técnica cirúrgica

- **Desenho do retalho e sutura**: A incisão correta, o desenho do retalho e as técnicas de sutura durante a colocação do implante podem influenciar a cicatrização e a saúde dos tecidos peri-implantares.

- **Aumento dos tecidos moles**: Nalguns casos, podem ser necessários enxertos de tecidos moles para melhorar o volume e o contorno dos tecidos à volta do implante.

C. Higiene oral

- **Controlo da placa bacteriana**: Uma má higiene oral pode levar à acumulação de placa bacteriana à volta do implante, o que constitui um importante fator de risco para doenças peri-implantares.

- **Conformidade do paciente**: Os pacientes devem ser informados sobre a importância de manter uma higiene oral adequada à volta dos implantes, incluindo a escovagem regular e o uso de fio dentário, bem como a utilização de dispositivos interdentários.

D. Factores sistémicos

- **Condições de saúde sistémicas**: Condições como a diabetes, doenças cardiovasculares e doenças auto-imunes podem afetar a cicatrização e a manutenção dos tecidos moles peri-implantares.

- **Fumar**: Fumar prejudica significativamente o fluxo sanguíneo e a resposta imunitária, aumentando o risco de peri-implantite e outras complicações.

E. Factores mecânicos

- **Carga oclusal**: Uma carga mecânica excessiva devido a uma oclusão incorrecta ou bruxismo pode provocar tensão nos tecidos peri-implantares, levando a inflamação ou reabsorção óssea.

- **Posicionamento do implante**: Os implantes colocados numa posição subóptima podem resultar numa cicatrização inadequada dos tecidos moles, numa estética deficiente e na dificuldade em manter a higiene oral.

3. Manutenção dos tecidos moles peri-implantares

A. Acompanhamento regular e cuidados profissionais

- **Checkups de rotina**: Os doentes devem fazer um acompanhamento regular com os seus profissionais de medicina dentária para monitorizar a saúde dos tecidos moles peri-implantares. Durante estas visitas, o médico dentista deve avaliar os sinais de inflamação, acumulação de placa bacteriana e potencial perda óssea.

- **Profilaxia e desbridamento**: A limpeza profissional do local do implante é essencial para evitar a acumulação de placa bacteriana e garantir a saúde dos tecidos moles. Isto inclui a remoção cuidadosa dos depósitos bacterianos à volta do implante sem danificar os tecidos delicados.

- **Monitorização radiográfica**: Devem ser efectuadas periodicamente radiografias ou exames CBCT para verificar se existem sinais de perda óssea à volta do implante e avaliar as condições dos tecidos moles.

B. Recomendações para cuidados domiciliários

- **Escovagem e uso de fio dentário**: Os pacientes devem escovar os seus implantes com uma escova de dentes de cerdas macias, evitando pastas de dentes abrasivas. O uso diário de fio dentário ou de escovas interdentais é importante para remover a placa bacteriana entre o implante e os tecidos circundantes.

- **Enxaguamentos bucais**: Os colutórios antimicrobianos podem ajudar a reduzir a acumulação de placa bacteriana e a controlar as bactérias à volta do implante.

- **Escova de dentes eléctrica**: A utilização de uma escova de dentes eléctrica com um modo sensível pode ajudar os doentes a manter um melhor controlo da placa bacteriana à volta do implante sem prejudicar os tecidos moles.

C. Prevenir a peri-implantite

A peri-implantite é uma condição inflamatória que afecta os tecidos moles e o osso circundante.

É uma das principais causas de fracasso dos implantes se não for tratada. Para prevenir a peri-implantite:

- **Deteção precoce**: A monitorização regular de sintomas como hemorragia à sondagem, aumento da profundidade de sondagem e supuração pode ajudar a identificar precocemente a peri-implantite.

- **Terapia antimicrobiana**: Nos casos em que existe uma infeção, pode ser indicada uma terapia antimicrobiana (local ou sistémica) para controlar a infeção bacteriana.

- **Ajuste da oclusão**: Se a sobrecarga oclusal for identificada como um fator contribuinte, podem ser necessários ajustes oclusais ou protectores noturnos para aliviar a pressão sobre o implante e os tecidos circundantes.

D. Aumento dos tecidos moles para um sucesso a longo prazo

Podem ser necessários procedimentos de aumento dos tecidos moles para melhorar ou manter a saúde dos tecidos peri-implantares. Estes procedimentos podem incluir:

- **Enxertos de tecido conjuntivo**: Estes enxertos podem ser utilizados para melhorar a espessura da mucosa peri-implantar e proporcionar uma melhor proteção contra a recessão.

- **Enxertos subepiteliais**: Utilizados para aumentar o tecido mole à volta dos implantes, melhorando tanto a estética como a função da área.

- **Membranas de colagénio**: Estas podem ser aplicadas para promover a cicatrização e a regeneração dos tecidos à volta do implante.

4. O papel da equipa dentária na saúde peri-implantar

A equipa dentária desempenha um papel fundamental para garantir o sucesso a longo prazo dos implantes dentários:

- **Educação do paciente**: Ensinar aos doentes técnicas de higiene e cuidados adequados com os implantes é crucial para prevenir complicações nos tecidos moles.

- **Planeamento abrangente do tratamento**: Antes da colocação do implante, um planeamento cuidadoso deve considerar factores que influenciam a saúde peri-implantar, como a qualidade do osso, o posicionamento do implante e o volume dos tecidos moles.

- **Abordagem multidisciplinar**: A colaboração entre o cirurgião, o protésico, o higienista e o paciente assegura que a saúde dos tecidos moles peri-implantares é optimizada ao longo da vida do implante.

Conclusão

A saúde dos tecidos moles peri-implantares é fundamental para o sucesso e a longevidade dos implantes dentários. Os cuidados adequados, a intervenção precoce e a monitorização regular são fundamentais para prevenir complicações como a peri-implantite. Ao compreender os factores que influenciam a saúde peri-implantar e ao implementar estratégias de manutenção eficazes, os clínicos de podem melhorar significativamente os resultados dos pacientes com implantes dentários. Assegurar que os tecidos moles peri-implantares são bem mantidos resultará numa melhoria da estética, da função e do sucesso global do implante.

Referências:

1. Mombelli, A., & Lang, N. P. (2009). A influência da gestão dos tecidos moles no sucesso da terapia com implantes. *Periodontologia 2000, 47*(1), 38-57.

https://doi.org/10.1111/j.1600-0757.2009.00322.x

2. Zitzmann, N. U., &Berglundh, T. (2008). Gestão de tecidos moles à volta de implantes na zona estética. *Journal of Clinical Periodontology, 35(5)*, 278-287. https://doi.org/10.1111/j.1600-051X.2008.01219.x

3. Esposito, M., &Grusovin, M. G. (2009). O papel dos tecidos moles no resultado dos implantes dentários: Uma revisão sistemática. *Jornal Europeu de Implantologia Oral, 2*(3), 149-160.

4. Renvert, S., &Polyzois, I. (2015). Peri-implantite: Uma revisão da etiologia e gestão da doença. *Journal of Clinical Periodontology, 42*(S16), S124-S138. https://doi.org/10.1111/jcpe. 12382

5. Albrektsson, T., & Isidor, F. (1994). Relatório de consenso da sessão IV: Sobrevivência e complicações dos implantes. *International Journal of Oral & Maxillofacial Implants, 9*(1), 76-79.

Capítulo 17: Estratégias para manter a saúde dos tecidos moles à volta dos implantes

Introdução

A longevidade e o sucesso dos implantes dentários estão intrinsecamente ligados à saúde dos tecidos moles circundantes. Os tecidos moles peri-implantares, incluindo a mucosa e a gengiva, desempenham um papel fundamental na proteção do osso subjacente e na prevenção de complicações como a peri-implantite. Para manter a integridade destes tecidos, devem ser utilizadas várias estratégias, desde técnicas cirúrgicas durante a colocação do implante até aos cuidados pós-colocação e educação do doente. Este capítulo descreve as principais estratégias para manter a saúde dos tecidos moles à volta dos implantes, assegurando o sucesso estético e funcional.

1. **Estratégias cirúrgicas para a saúde inicial dos tecidos moles**

A. **Desenho correto do retalho e incisões**

- **Minimizar o trauma**: O desenho e a execução de um retalho durante a colocação do implante devem ser efectuados com o mínimo de trauma tecidular. Um retalho bem planeado preserva a integridade do tecido mole, ao mesmo tempo que permite um acesso adequado para a colocação do implante.

- **Incisões verticais e horizontais**: As incisões devem ser colocadas em áreas onde o tecido cicatriza de forma óptima, muitas vezes longe de zonas estéticas ou áreas de tensão. A colocação correta da incisão também ajuda a minimizar o risco de recessão após a cirurgia.

B. Utilização de enxertos de tecidos moles

- **Enxerto pré-implante**: Em casos de volume insuficiente de tecido mole, pode ser necessário efetuar um enxerto de tecido mole antes da colocação do implante. Os enxertos, como os enxertos de tecido conjuntivo (CTGs) ou os enxertos gengivais livres (FGGs), melhoram a espessura e a qualidade dos tecidos peri-implantares.

- **Enxerto pós-implante**: Se ocorrer uma recessão ou um volume de tecido inadequado após a colocação do implante, o aumento de tecido mole pós-cirúrgico pode ajudar a restaurar e manter a saúde do tecido.

C. Posicionamento adequado dos implantes

- **Colocação do implante**: Os implantes devem ser colocados em posições que permitam uma cobertura óptima dos tecidos moles. A plataforma do implante deve ser posicionada ao nível correto em relação à gengiva para evitar problemas como o adelgaçamento ou recessão dos tecidos.

- **Evitar a sobrecarga**: Assegurar que o implante é colocado numa posição funcional e oclusalmente equilibrada é essencial para evitar o stress mecânico, que pode danificar o tecido mole circundante.

2. Cuidados pós-cirúrgicos e otimização da cicatrização

A. Técnicas de sutura

- **Suturas sem tensão**: A sutura sem tensão é essencial para uma cicatrização óptima. Técnicas de sutura adequadas ajudam a manter o retalho de tecido mole no lugar, minimizando o risco de deiscência ou infeção.

- **Materiais de sutura**: A escolha do material de sutura pode influenciar o processo de cicatrização. As suturas reabsorvíveis são normalmente utilizadas para evitar a necessidade de remoção, enquanto as suturas não reabsorvíveis podem ser necessárias em áreas que requerem maior estabilidade.

B. Controlar a inflamação e a infeção

- **Agentes antimicrobianos**: A utilização pós-operatória de lavagens antimicrobianas ou antibióticos locais pode ajudar a reduzir o risco de infeção e promover uma cicatrização mais rápida dos tecidos moles.

- **Medicamentos anti-inflamatórios**: Podem ser prescritos anti-inflamatórios não esteróides (AINEs) para reduzir o inchaço e o desconforto, ajudando no processo de recuperação.

C. Tempo de cura

- **Repouso e proteção**: Após a cirurgia de implante, os tecidos circundantes necessitam de tempo para cicatrizar. Os doentes devem ser aconselhados a evitar actividades extenuantes e devem ser submetidos a uma dieta suave durante a fase de cicatrização para reduzir a pressão sobre o local do implante.

- **Cuidados com a ferida**: É necessária uma monitorização cuidadosa do local da cirurgia e dos cuidados com a ferida. Manter a área limpa e livre de resíduos alimentares ajuda a prevenir infecções.

3. Estratégias de manutenção pós-colocação de implantes

A. Higiene oral e controlo da placa bacteriana

- **Educação do doente**: Garantir que os doentes compreendem a importância de manter uma excelente higiene oral é essencial para a saúde dos tecidos peri-implantares. Os doentes devem ser informados sobre as técnicas de escovagem adequadas à volta do local do implante, dando ênfase à utilização de escovas de dentes com cerdas macias para evitar danos nos tecidos delicados.

- **Dispositivos de limpeza interdentária**: Recomenda-se a utilização de escovas interdentais, fio dentário ou palitos macios para limpar as áreas à volta do implante onde a escova de dentes não consegue chegar. Isto reduz o risco de acumulação de placa bacteriana e de doença peri-implantar.

- **Limpeza profissional**: São necessárias limpezas profissionais regulares para garantir que a placa bacteriana, o cálculo e as bactérias são removidos em redor do implante. Isto deve ser efectuado cuidadosamente com instrumentos concebidos para não danificar o implante ou os tecidos moles.

B. Monitorização e controlos regulares

- **Avaliação clínica**: Os check-ups regulares com o profissional de medicina dentária são cruciais para a deteção precoce de quaisquer complicações nos tecidos moles. Isto inclui a verificação de sinais de inflamação, hemorragia à sondagem e saúde geral dos tecidos.

- **Monitorização radiográfica**: As radiografias periódicas podem ajudar a detetar qualquer perda óssea à volta do implante e ajudar a avaliar a fixação do tecido mole e a saúde à volta do implante.

C. Evitar a força excessiva e o traumatismo

- **Ajuste oclusal**: É essencial assegurar que o implante está em harmonia com a oclusão. Forças oclusais excessivas podem levar à recessão dos tecidos moles, à perda óssea e até à falha do implante. Nos casos em que existe bruxismo ou hábitos parafuncionais, podem ser necessários protectores noturnos ou ajustes oclusais.

- **Evitar o impacto nos tecidos moles circundantes**: Actividades como morder objectos duros ou a utilização de determinados instrumentos dentários devem ser evitadas para prevenir traumas na mucosa peri-implantar.

4. Factores do estilo de vida e o seu impacto na saúde dos tecidos moles

A. Cessação do tabagismo

- **Impacto do tabagismo**: Fumar prejudica a circulação sanguínea e a resposta imunitária, conduzindo a um risco acrescido de complicações como a peri-implantite. Os doentes que fumam devem ser encorajados a deixar de fumar, ou pelo menos a reduzir o consumo de tabaco, para melhorar a cicatrização e a saúde dos tecidos à volta do implante.

B. Saúde sistémica e alimentação

- **Gestão de doenças sistémicas**: Condições como a diabetes e as doenças cardiovasculares podem afetar a cicatrização dos tecidos moles. A gestão efectiva destas condições através de medicação, modificações do estilo de vida e supervisão médica regular pode melhorar os resultados dos tecidos peri-implantares.

- **Nutrição**: Uma dieta equilibrada rica em vitaminas e minerais, especialmente vitamina C e cálcio, pode promover a cicatrização e ajudar a manter a saúde dos tecidos moles à volta dos implantes.

5. Aumento dos tecidos moles para um sucesso a longo prazo

A. Enxerto de tecidos moles

- **Enxerto de tecido conjuntivo (CTG)**: Um CTG pode ser utilizado para aumentar o volume e a espessura da gengiva à volta do local do implante, o que é particularmente útil em áreas de gengiva fina ou onde tenha ocorrido recessão.

- **Enxerto gengival livre (FGG)**: Para melhorar a espessura e a largura da gengiva, especialmente em zonas estéticas, pode ser utilizado um enxerto gengival livre para fornecer suporte adicional e evitar a recessão.

B. Membranas de colagénio e factores de crescimento

- **Membranas de colagénio**: As membranas de colagénio são frequentemente utilizadas para promover a regeneração dos tecidos e orientar a cicatrização dos tecidos moles em casos de recessão ou perda de tecido. Estas membranas ajudam a criar novos tecidos e a melhorar a cicatrização de feridas.

- **Plasma rico em plaquetas (PRP)**: A utilização de PRP em procedimentos de enxerto de tecidos moles pode acelerar a cicatrização e melhorar a qualidade do tecido regenerado. Esta abordagem é particularmente útil para melhorar o volume e a saúde da mucosa peri-implantar.

Conclusão

A manutenção da saúde dos tecidos moles à volta dos implantes dentários é essencial para garantir o sucesso funcional e estético do implante. É necessária uma abordagem abrangente que inclua técnicas cirúrgicas adequadas, cuidados pós-operatórios eficazes, monitorização regular e educação do doente sobre os cuidados a ter em casa. Além disso, a abordagem dos factores relacionados com o estilo de vida, como o tabagismo, e a gestão das condições de saúde sistémicas são fundamentais para otimizar a saúde dos tecidos peri-implantares. Ao adotar estas estratégias, os médicos podem reduzir significativamente o risco de complicações, promover o sucesso do implante a longo prazo e melhorar a satisfação do doente.

Referências:

1. Mombelli, A., & Lang, N. P. (2009). A influência da gestão dos tecidos moles no sucesso da terapia com implantes. *Periodontologia 2000, 47*(1), 38-57. https://doi.org/10.1111/j.1600-0757.2009.00322.x

2. Zitzmann, N. U., &Berglundh, T. (2008). Gestão de tecidos moles à volta de implantes zona estética. *Journal of Clinical Periodontology, 35(5),* 278-287. https://doi.org/10.1111/j.1600-051X.2008.01219.x

3. Renvert, S., &Polyzois, I. (2015). Peri-implantite: Uma revisão da etiologia e gestão da doença. *Journal of Clinical Periodontology, 42*(S16), S124-S138. https://doi.org/10.1111/jcpe. 12382

4. Esposito, M., &Grusovin, M. G. (2009). O papel dos tecidos moles no resultado dos implantes dentários: Uma revisão sistemática. *Jornal Europeu de Implantologia Oral, 2*(3), 149-160.

5. Albrektsson, T., & Isidor, F. (1994). Relatório de consenso da sessão IV: Sobrevivência e complicações dos implantes. *Jornal Internacional de Implantes Orais e Maxilofaciais, 9*(1), 7679.

6. Ferreira, S. D., & Souza, J. F. (2018). Influência do tabagismo na saúde peri-

implantar: Uma revisão sistemática. *International Journal of Oral &*

Maxillofacial Implants, 22(4), 763 -775. https://doi.org/10.11607/jomi.6215

Capítulo 18: Prevenção de doenças peri-implantares

Introdução

As doenças peri-implantares, incluindo a mucosite peri-implantar e a peri-implantite, colocam desafios significativos ao sucesso a longo prazo dos implantes dentários. Estas condições, caracterizadas pela inflamação dos tecidos moles à volta dos implantes e, no caso da peri-implantite, pela perda óssea, podem levar ao fracasso do implante se não forem devidamente tratadas. A prevenção destas doenças requer uma abordagem multifacetada que envolve um planeamento meticuloso, precisão cirúrgica, educação do paciente e cuidados de acompanhamento consistentes. Este capítulo descreve estratégias e medidas preventivas para reduzir o risco de doenças peri-implantares, assegurando a saúde dos tecidos circundantes e a longevidade do implante.

1. Factores de risco para doenças peri-implantares

Compreender os factores de risco associados às doenças peri-implantares é o primeiro passo para a sua prevenção. Os principais factores de risco incluem:

A. Má higiene oral

- **Acumulação de placa bacteriana**: A acumulação de biofilme bacteriano à volta da superfície do implante pode levar à inflamação e infeção dos tecidos peri-implantares.

- **Limpeza inadequada**: Os doentes que não efectuam uma limpeza adequada à volta do implante ou que utilizam ferramentas inadequadas correm um maior risco de desenvolver doenças peri-implantares.

B. Fumar

- **Cicatrização prejudicada**: Fumar reduz o fluxo sanguíneo e prejudica a cicatrização dos tecidos, tornando os fumadores mais propensos à mucosite peri-implantar e à peri-implantite.

- **Imunossupressão**: O tabagismo também enfraquece a resposta imunitária, aumentando a suscetibilidade a infecções em torno dos implantes.

C. Condições sistémicas

- **Diabetes**: A diabetes mal controlada é um fator de risco significativo para a doença peri-implantar devido ao seu efeito na cicatrização e na resposta imunitária.

- **Osteoporose**: Uma densidade óssea reduzida pode levar a uma osteointegração deficiente e a uma maior suscetibilidade de perda óssea em redor dos implantes.

- **Medicamentos**: Certos medicamentos, incluindo bisfosfonatos e corticosteróides, podem afetar o metabolismo ósseo e o processo de cicatrização, aumentando o risco de doenças periimplantares.

D. Desenho e posição do implante

- **Colocação de implantes**: Os implantes colocados em áreas com tecido mole ou osso insuficientes podem levar a complicações como um mau selamento da mucosa, o que permite a infiltração de bactérias.

- **Caraterísticas da superfície**: A rugosidade da superfície do implante pode influenciar a adesão bacteriana, tornando determinados tratamentos de superfície mais propensos a doenças peri-implantares.

2. Estratégias cirúrgicas para a prevenção de doenças peri-implantares

A. Colocação correta do implante

- **Posicionamento ótimo**: Assegurar que o implante é colocado à profundidade e orientação corretas pode evitar complicações como a sobre-exposição da superfície do implante e uma cobertura inadequada dos tecidos.

- **Minimizar a tensão nos tecidos moles**: Durante a cirurgia, os tecidos devem ser manipulados com cuidado para evitar danificar a mucosa peri-implantar, que é essencial para a saúde a longo prazo do implante.

B. Enxerto de tecidos moles

- **Enxerto pré-implante**: Se o volume de tecido mole for insuficiente, os procedimentos de enxerto, como os enxertos de tecido conjuntivo (CTGs), podem ajudar a criar um biótipo gengival mais espesso à volta do implante, que é mais resistente a doenças.

- **Enxerto pós-cirúrgico**: Nos casos em que ocorre perda de tecido após a colocação do implante, os enxertos de tecido mole podem ajudar a restaurar o volume e evitar a recessão, o que reduz o risco de infiltração bacteriana.

C. Design e fecho da aba

- **Minimizar o trauma**: Um retalho bem concebido, com uma colocação cuidadosa da incisão e uma manipulação mínima dos tecidos, pode ajudar a evitar complicações como recessão ou deiscência que podem levar a doenças peri-implantares.

- **Fecho adequado**: Garantir que o retalho é bem fechado com suturas sem tensão ajuda a manter a vedação e reduz o risco de infeção.

3. Prevenção de doenças peri-implantares através dos cuidados do doente

A. Educação e motivação dos doentes

- **Instruções de higiene oral**: É fundamental ensinar aos pacientes a importância da limpeza à volta dos implantes. A ênfase deve ser colocada na escovagem com uma escova de dentes de cerdas macias, no uso de fio dentário com escovas interdentais específicas para implantes e na utilização de enxaguamentos antimicrobianos.

- **Recomendações dietéticas**: Os doentes devem ser aconselhados a evitar alimentos duros que possam danificar o implante ou os tecidos circundantes, bem como alimentos açucarados que promovam a formação de placa bacteriana.

B. Utilização de auxiliares de limpeza interdentária

- **Escovas interdentais**: São mais eficazes do que o fio dental normal para limpar à volta dos implantes, especialmente em espaços apertados onde a comida e a placa bacteriana tendem a acumular-se.

- **Jactos de água**: Podem ser utilizados dispositivos como irrigadores orais para eliminar os detritos e reduzir a carga bacteriana em redor do implante.

C. Acompanhamento e manutenção regulares

- **Limpezas profissionais**: A limpeza profissional periódica efectuada por um higienista dentário é essencial para remover qualquer acumulação de placa bacteriana e tártaro, que pode potencialmente conduzir a doenças peri-implantares.

- **Monitorização da saúde peri-implantar**: Os check-ups regulares, incluindo a sondagem do local do implante e a monitorização de hemorragias à sondagem (BOP) ou sinais de inflamação, ajudam a detetar sinais precoces de doença.

D. Tratamento de infecções

- **Intervenção imediata**: Se for detectada mucosite peri-implantar, esta deve ser tratada imediatamente com limpeza profissional e utilização de colutórios anti-sépticos. O tratamento precoce evita a progressão para peri-implantite.

- **Terapia com antibióticos**: Em casos de infeção ou inflamação persistente, podem ser prescritos antibióticos para controlar a carga bacteriana e promover a cura.

4. Manutenção da saúde dos tecidos moles à volta dos implantes

A. Manutenção da mucosa peri-implantar

- **Selagem saudável da mucosa**: A manutenção de uma mucosa peri-implantar saudável e espessa em redor do implante é crucial para evitar a infiltração de bactérias na interface implante-osso. Uma barreira mucosa bem formada evita a infeção e a inflamação dos tecidos.

- **Prevenção da recessão**: Assegurar que a margem gengival permanece a um nível adequado à volta do implante pode prevenir a recessão e minimizar a exposição do implante ao ambiente oral.

B. Minimizar o stress mecânico

- **Ajuste oclusal**: É fundamental assegurar que o implante não é sujeito a forças oclusais excessivas. A sobrecarga do implante pode levar à rutura dos tecidos moles e à perda óssea.

- **Protectores noturnos**: Para os pacientes que rangem os dentes ou têm bruxismo, os protectores noturnos podem ajudar a proteger o implante e os tecidos circundantes do desgaste excessivo e do trauma.

5. Utilização de tecnologias avançadas para a prevenção

A. Modificações da superfície do implante

- **Revestimentos bioactivos**: Os tratamentos de superfície, como a pulverização de plasma de titânio (TPS) ou os revestimentos hidrofílicos, podem melhorar a osteointegração e reduzir a aderência bacteriana, diminuindo o risco de doenças peri-implantares.

- **Tratamento com laser**: Os lasers podem ser utilizados para limpar a superfície do implante ou os tecidos circundantes, promovendo uma cicatrização mais rápida e reduzindo a presença de bactérias.

B. Factores de crescimento e técnicas de regeneração

- **Plasma rico em plaquetas (PRP)**: A utilização de PRP em conjunto com o enxerto de tecidos moles ou a colocação de implantes demonstrou melhorar a cicatrização e reduzir o risco de doença peri-implantar, acelerando a regeneração dos tecidos.

- **Aplicação de Factores de Crescimento**: A aplicação de factores de crescimento, como as proteínas morfogénicas ósseas (BMPs), pode melhorar a regeneração dos tecidos e reduzir o risco de peri-implantite.

6. Manutenção e vigilância a longo prazo

A. Monitorização contínua

- **Sondagem e radiografias**: A sondagem periódica do sulco peri-implantar para detetar hemorragias ou pus e a utilização de radiografias para monitorizar os níveis ósseos em redor do implante são cruciais para a deteção precoce de doenças peri-implantares.

- **Avaliação do risco**: As avaliações de risco regulares, especialmente em doentes de alto risco (por exemplo, fumadores, diabéticos), podem ajudar a adaptar as estratégias de prevenção às necessidades individuais.

B. Protocolo de manutenção

- **Manutenção personalizada**: Com base na saúde oral do indivíduo, nos factores de risco e na posição do implante, deve ser implementado um plano de manutenção personalizado. Isto pode incluir limpezas mais frequentes, ajustes e visitas de acompanhamento para as pessoas com maior risco.

Conclusão

A prevenção de doenças peri-implantares requer uma abordagem abrangente que envolva tanto o médico como o paciente. Desde a colocação inicial do implante até aos cuidados de acompanhamento a longo prazo, várias estratégias - tais como o posicionamento correto do implante, a gestão dos tecidos moles, a educação do doente e a manutenção regular - são essenciais para manter a saúde dos tecidos peri-implantares e garantir a longevidade do implante. Ao abordar precocemente os factores de risco e ao prestar cuidados personalizados, a ocorrência de doenças peri-implantares pode ser minimizada, conduzindo a melhores resultados e à satisfação do paciente .

Referências:

1. Mombelli, A., & Lang, N. P. (2009). A influência da gestão dos tecidos moles no sucesso da terapia com implantes. *Periodontologia 2000, 47*(1), 38-57. https://doi.org/10.1111/j.1600-0757.2009.00322.x

2. Renvert, S., &Polyzois, I. (2015). Peri-implantite: Uma revisão da etiologia e

gestão da doença. *Journal of Clinical Periodontology, 42*(S16), S124-S138. https://doi.org/10.1111/jcpe. 12382

3. Zitzmann, N. U., &Berglundh, T (2008). Gestão de tecidos moles à volta de implantes na zona estética. *Journal of Clinical Periodontology, 35*(5), 278-287. https://doi.org/10.1111/j.1600-051X.2008.01219.x

4. Albrektsson, T., & Isidor, F. (1994). Relatório de consenso da sessão IV: Sobrevivência e complicações dos implantes. *Jornal Internacional de Implantes Orais e Maxilofaciais, 9*(1), 7679.

5. Esposito, M., &Grusovin, M. G. (2009). O papel dos tecidos moles no resultado dos implantes dentários: Uma revisão sistemática. *Jornal Europeu de Implantologia Oral, 2*(3), 149-160.

6. Ferreira, S. D., & Souza, J. F. (2018). Influência do tabagismo na saúde peri-implantar: Uma revisão sistemática. *International Journal of Oral & Maxillofacial Implants, 22*(4), 763 -775. https://doi.org/10.11607/jomi.6215

Capítulo 19: Técnicas avançadas de estética de tecidos moles para locais de implantes

Introdução

A obtenção de uma estética óptima em implantologia dentária vai para além da mera colocação do implante em si. O sucesso de um tratamento com implantes depende não só da restauração da função, mas também da restauração de um aspeto natural e harmonioso dos tecidos moles que rodeiam o implante. A estética dos tecidos moles à volta dos implantes dentários é fundamental para a satisfação do paciente, especialmente nas regiões anteriores, onde a visibilidade é elevada. Este capítulo irá explorar técnicas avançadas de gestão de tecidos moles para locais de implantes, centrando-se em estratégias que melhoram os resultados estéticos da terapia com implantes.

1. Importância da estética dos tecidos moles na Implantologia

A estética dos tecidos moles desempenha um papel fundamental no sucesso global dos implantes dentários. A aparência dos tecidos moles peri-implantares influencia diretamente o resultado da restauração com implantes, particularmente em termos de:

- **Contorno e cor da** gengiva: Uma gengiva saudável e bem contornada melhora o aspeto natural da restauração com implantes, tornando-a indistinguível dos dentes naturais circundantes.

- **Estabelecimento de papilas**: A gestão adequada dos tecidos moles

assegura que as papilas (os pequenos picos de gengiva entre os dentes) são
preservadas ou recriadas, contribuindo para um aspeto natural.

- **Posição da margem gengival**: A posição da margem gengival afecta a
harmonia visual entre a restauração do implante e os dentes naturais
adjacentes, particularmente na linha do sorriso.

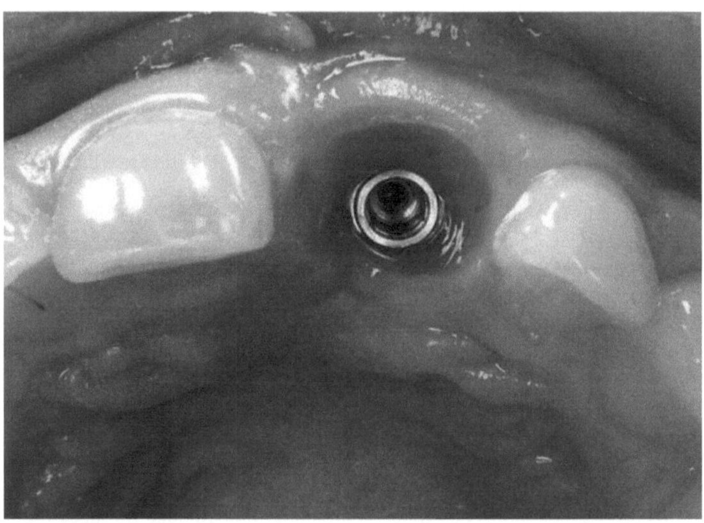

2. Técnicas de gestão dos tecidos moles para resultados estéticos

A. Enxerto gengival livre (FGG)

O enxerto gengival livre é uma técnica eficaz utilizada para aumentar os tecidos
moles à volta dos implantes, particularmente em áreas onde o volume de tecido é
insuficiente. Envolve a colheita de uma fina camada de tecido do palato e o seu
enxerto no local do implante.

- **Indicações**: Tecido queratinizado insuficiente à volta do implante, biótipo gengival fino ou áreas onde é provável a recessão de tecido.

- **Benefícios**: Melhora a espessura do tecido e o contorno gengival, o que ajuda a manter a estética a longo prazo e o sucesso do implante.

B. Enxerto de tecido conjuntivo (CTG)

O enxerto de tecido conjuntivo é uma técnica versátil utilizada para melhorar a espessura dos tecidos moles, especialmente quando é necessário adicionar volume aos tecidos peri-implantares. É frequentemente considerado o padrão de ouro para aumentar a estética dos tecidos moles em implantologia dentária.

- **Indicações**: Biótipo gengival fino, recessão ou cobertura deficiente dos tecidos moles.

- **Vantagens**: Excelente para criar uma aparência natural e estética, proporcionando a espessura e o contorno necessários à gengiva.

C. Enxertos pediculares

Os enxertos pediculares envolvem a deslocação de uma porção de tecido mole da área adjacente para cobrir o local do implante, preservando o fornecimento de sangue. Esta técnica é frequentemente utilizada para defeitos localizados.

- **Indicações**: Deficiências tecidulares ligeiras a moderadas, particularmente quando existe tecido adjacente adequado disponível para enxerto.

- **Vantagens**: Preservação do volume do tecido local, melhorando simultaneamente o contorno em redor do implante.

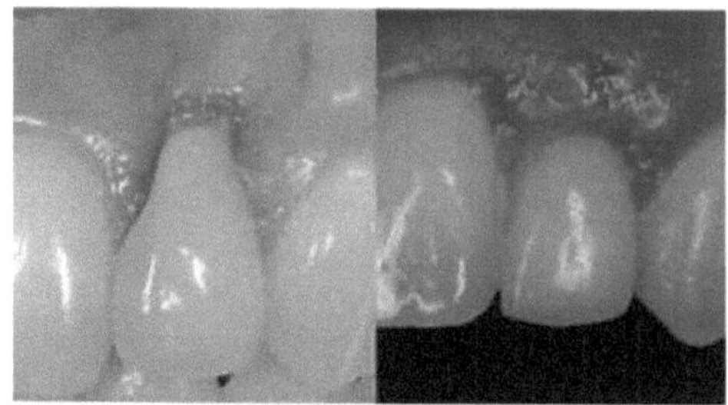

3. Aumento dos tecidos moles utilizando biomateriais

A. Matrizes de colagénio

As matrizes de colagénio são um substituto sintético ou natural do tecido autógeno utilizado em procedimentos de aumento de tecidos moles. Estes materiais fornecem um suporte para a regeneração de tecidos e são frequentemente utilizados em conjunto com outras técnicas de enxerto.

- **Indicações**: Tecido mole insuficiente para o enxerto, locais doadores difíceis de colher.

- **Vantagens**: Redução da morbilidade nas zonas dadoras, tempos de cicatrização mais rápidos e resultados previsíveis em termos de aumento de tecido.

B. Plasma rico em plaquetas (PRP) e fibrina rica em plaquetas (PRF)

O PRP e o PRF são substâncias bioactivas derivadas do sangue do próprio doente. Estes factores de crescimento promovem a regeneração dos tecidos e melhoram a cicatrização, o que os torna adjuvantes valiosos em procedimentos de tecidos moles.

- **Indicações**: Melhoria da cicatrização de feridas após cirurgia de enxerto ou implante, melhorando a regeneração dos tecidos moles.

- **Benefícios**: Aceleração da cicatrização, melhoria da qualidade dos tecidos e melhoria da estética dos tecidos moles.

C. Alloderm e Xenoenxertos

O Alloderm e os xenoenxertos são matrizes dérmicas acelulares utilizadas para o aumento de tecidos moles. Estes materiais são particularmente úteis quando o tecido do dador disponível é insuficiente.

- **Indicações**: Perda de tecido grave, locais de dadores pobres ou quando é necessário cobrir grandes áreas.

- **Vantagens**: Elevada compatibilidade dos tecidos, risco mínimo de rejeição e excelente estética

  resultados.

4. Técnicas para obter o contorno gengival e a preservação da papila

A. Colocação imediata de implantes com carga imediata

A colocação imediata do implante com a restauração provisória permite a preservação da arquitetura gengival existente, incluindo as papilas. Ao colocar o implante e a coroa provisória na mesma consulta, os tecidos moles são mantidos durante o processo de cicatrização.

- **Indicações**: Substituição de um único dente na zona estética, quando os dentes adjacentes e os tecidos moles estão intactos.

- **Benefícios**: Manutenção das papilas naturais, redução do tempo de cicatrização e melhores resultados estéticos.

B. Utilização de modelos e guias cirúrgicos

Podem ser utilizadas guias cirúrgicas para assegurar a colocação precisa do implante na posição pretendida, optimizando o perfil de emergência do implante e assegurando a manutenção da arquitetura gengival.

- **Indicações**: Casos complexos em que é necessária uma colocação precisa do implante para obter uma estética óptima dos tecidos moles.

- **Vantagens**: Resultados previsíveis, melhor controlo do contorno dos tecidos moles e redução do trauma cirúrgico.

C. Punção de tecidos moles e técnicas de perfuração de túneis

As técnicas de punção de tecidos moles permitem a remoção precisa de tecido de uma área limitada para melhorar o contorno gengival à volta dos implantes. A técnica de tunelização, por outro lado, envolve a criação de um túnel subepitelial sob a gengiva para reposicionar o tecido sem perturbar o fornecimento de sangue.

- **Indicações**: Deficiências tecidulares localizadas, especialmente à volta dos pilares dos implantes.

- **Vantagens**: Minimamente invasivo com uma melhor cicatrização dos tecidos e uma estética melhorada.

5. Prevenir e gerir as complicações dos tecidos moles

A. Gerir a peri-implantite

A peri-implantite é um grande desafio na manutenção da estética dos tecidos moles e no sucesso do implante. A deteção precoce e a gestão da inflamação, incluindo o desbridamento e possível enxerto, podem ajudar a preservar tanto o tecido mole como o implante .

- **Prevenção**: Uma boa higiene oral, visitas regulares de manutenção e a utilização de agentes antimicrobianos podem ajudar a prevenir a peri-implantite e a preservar os tecidos moles peri-implantares.

- **Controlo**: Os tratamentos não cirúrgicos, como a limpeza com soluções anti-sépticas, a terapia laser ou a terapia fotodinâmica antimicrobiana, podem ajudar a resolver a peri-implantite em fase inicial.

B. Procedimentos de correção dos tecidos moles

Nos casos de recessão dos tecidos moles, podem ser utilizadas técnicas como enxertos de tecido conjuntivo ou matrizes de colagénio para restaurar o tecido perdido e melhorar a estética.

- **Indicações**: Recessão à volta dos implantes, adelgaçamento dos tecidos ou anomalias do contorno.

- **Benefícios**: Aumenta o volume dos tecidos moles, melhora a margem gengival e restaura

  estética natural.

6. Considerações estéticas para a zona anterior do implante

Na zona estética (região anterior), o impacto visual da restauração com implantes é fundamental. As estratégias para otimizar os resultados estéticos nestas áreas de grande visibilidade incluem:

- **Posicionamento do implante**: Assegurar que o implante é colocado com o perfil de emergência ideal e à profundidade correta para corresponder aos dentes naturais circundantes.

- **Pilares personalizados**: A utilização de pilares personalizados permite um melhor controlo do perfil de emergência do implante, contribuindo para contornos mais naturais dos tecidos moles.

- **Restaurações provisórias**: As restaurações provisórias podem ser utilizadas para moldar a gengiva durante a fase de cicatrização, orientando o tecido mole para uma posição favorável para a restauração definitiva.

7. Tecnologias avançadas em estética de tecidos moles

A. Tratamento de tecidos moles assistido por laser

Os lasers oferecem uma opção precisa e minimamente invasiva para moldar e contornar os tecidos moles à volta dos implantes. Promovem uma melhor cicatrização, reduzem o inchaço e melhoram os resultados estéticos.

- **Indicações**: Contorno de tecidos moles, biopsia ou remoção de tecido de granulação.

- **Vantagens**: Redução do desconforto, cicatrização mais rápida e maior precisão.

B. Imagiologia 3D e planeamento digital

As tecnologias digitais, como a CBCT (Tomografia Computorizada de Feixe Cónico) e o software de imagiologia 3D, permitem um planeamento preciso da colocação de implantes e do aumento dos tecidos moles. Estas tecnologias proporcionam uma melhor compreensão da estrutura óssea subjacente e da anatomia gengival, ajudando a prever o resultado estético .

- **Indicações**: Casos de implantes complexos em que a anatomia dos tecidos moles e do osso tem de ser cuidadosamente avaliada.

- **Vantagens**: Planeamento preciso, risco reduzido de complicações e resultados estéticos mais previsíveis.

Conclusão

A obtenção de uma estética dos tecidos moles à volta dos implantes dentários requer uma combinação de técnicas cirúrgicas avançadas, biomateriais e uma gestão pós-operatória cuidadosa. Ao empregar técnicas como o enxerto de tecido conjuntivo, a utilização de biomateriais avançados e estratégias de colocação cuidadosas, os médicos podem criar restaurações de implantes que são não só funcionais, mas também esteticamente agradáveis. A integração de novas tecnologias, como a cirurgia a laser e a imagiologia 3D, melhora ainda mais a precisão e a previsibilidade da gestão dos tecidos moles. Em última análise, uma abordagem personalizada e proactiva à estética dos tecidos moles é essencial para alcançar o sucesso dos implantes a longo prazo e a satisfação dos pacientes.

Referências:

1. Chen, S. T., & Buser, D. (2009). Gestão de tecidos moles à volta de implantes dentários. Journal of Periodontology, 80(12), 1917-1926. https://doi.org/10.1902/jop.2009.090234

2. Hammerle, C. H., & Chen, S. T. (2008). Aumento ósseo por meio de enxerto de tecido mole: Implicações para a cirurgia de implantes. Clinical Oral Implants Research, 19(Suppl. 4), 75-79. https://doi.org/10.1111/j.1600-0501.2008.01571.x

3. Zitzmann, N. U., &Berglundh, T. (2008). Gestão de tecidos moles à volta de implantes na zona estética. Journal of Clinical Periodontology, 35(5), 278-287. https://doi.org/10.1111/j.1600-051X.2008.01219.x

4. Grunder, U. (2005). Gestão de tecidos moles em implantologia dentária. Jornal Internacional de Implantes Orais e Maxilofaciais, 20(2), 204-213.

5. Esposito, M., &Grusovin, M. G. (2009). O papel dos tecidos moles no resultado dos implantes dentários: Uma revisão sistemática. Jornal Europeu de Implantologia Oral, 2(3), 149-160.

6. Pikos, M. A. (2012). O papel da sutura e dos cuidados pós-operatórios na gestão dos tecidos moles à volta dos implantes dentários. Implant Dentistry, 21(6), 460-467. https://doi.org/10.1097/ID.0b013e318269afc4

7. Albrektsson, T., & Isidor, F. (1994). Relatório de consenso da sessão IV: Sobrevivência e complicações dos implantes. Jornal Internacional de Implantes

Orais e Maxilofaciais, 9(1), 7679.

8. Kumar, P., & Malik, S. (2018). Papel da cirurgia a laser na melhoria da estética dos tecidos moles em implantologia dentária. Journal of Clinical and Diagnostic Research, 12(7), ZC32-ZC36. https://doi.org/10.7860/JCDR/2018/36073.11651

Capítulo 20: Gerir os tecidos moles para obter resultados estéticos
Introdução

Em implantologia dentária, o resultado estético é frequentemente considerado tão importante como o sucesso funcional do implante. A gestão dos tecidos moles à volta dos implantes dentários desempenha um papel crucial na obtenção destes resultados, particularmente nas regiões anteriores, onde a restauração do implante é mais visível. A gestão adequada dos tecidos moles não só assegura uma aparência natural, como também contribui para a estabilidade e saúde a longo prazo do local do implante. Este capítulo centra-se nas estratégias e técnicas envolvidas na gestão dos tecidos moles para obter resultados estéticos óptimos.

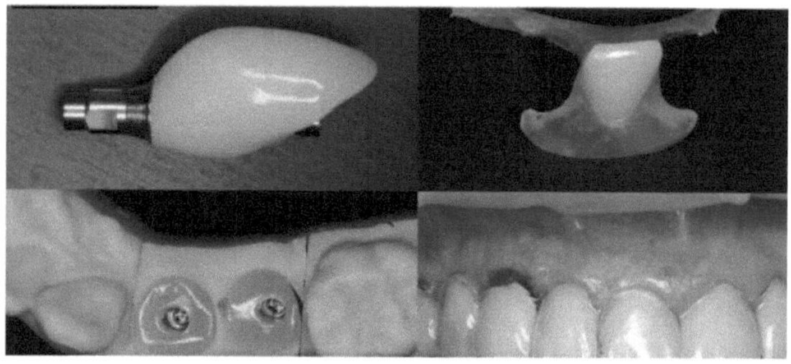

1. Os tecidos moles e o seu papel nos resultados estéticos

Os tecidos moles que rodeiam um implante dentário são fundamentais para conseguir um sorriso natural e harmonioso. Os seguintes aspectos dos tecidos moles desempenham um papel vital na estética dos implantes dentários:

- **Posição da margem gengival**: A posição da margem gengival relativamente aos dentes naturais adjacentes é fundamental para uma restauração estética com implantes. Deve alinhar-se com os dentes adjacentes para uma transição perfeita.

- **Contorno gengival**: O contorno do tecido mole à volta do local do implante, incluindo a largura e espessura da gengiva, afecta significativamente o resultado estético global. Uma gengiva bem contornada melhora o aspeto natural da restauração.

- **Preservação da papila**: As papilas interdentárias, os pequenos picos de tecido gengival entre os dentes, são vitais para um aspeto jovem e natural. Preservar ou recriar as papilas à volta dos implantes é um dos aspectos mais difíceis da implantologia estética.

- **Cor e textura da gengiva**: Uma gengiva saudável e cor-de-rosa que combine com a cor natural dos tecidos dos dentes circundantes é um fator essencial para alcançar a harmonia estética.

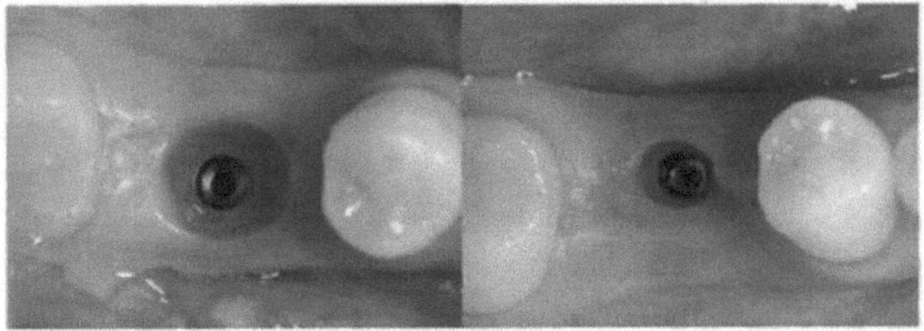

2. Considerações pré-operatórias para o tratamento estético com implantes

A. Planeamento estético abrangente

A base de uma gestão bem sucedida dos tecidos moles reside num planeamento pré-operatório cuidadoso. É essencial uma avaliação exaustiva do estado geral de saúde

do doente, da condição dos tecidos moles e da estética do sorriso antes de proceder
à terapia com implantes.

- **Desenho do sorriso**: As ferramentas de desenho do sorriso ajudam a prever
  o resultado estético desejado . As tecnologias digitais, como as imagens 3D,
  permitem o planeamento das posições dos implantes e dos contornos dos
  tecidos moles antes do início do procedimento.

- **Avaliação do biótipo gengival**: Compreender o biótipo gengival do doente
  (fino ou espesso) é crucial para selecionar a técnica de gestão de tecidos
  moles adequada. Os biótipos mais espessos são mais resistentes e podem
  necessitar de menos aumentos, enquanto os biótipos mais finos são mais
  propensos à recessão e necessitam frequentemente de enxertos.

- **Expectativas do paciente**: Estabelecer expectativas realistas para o doente
  com base nos resultados clínicos ajuda a planear o tratamento e a gerir os
  objectivos funcionais e estéticos do procedimento.

B. Seleção do tipo de implante e colocação

A escolha do tipo correto de implante e a determinação da sua colocação ideal são
factores-chave que influenciam o resultado dos tecidos moles. O perfil de
emergência, a angulação e a profundidade do implante devem ser cuidadosamente
planeados para garantir a integração adequada com o tecido mole circundante.

- **Posicionamento do implante**: O implante deve ser colocado a uma
  profundidade que imite a posição natural da raiz de um dente para garantir

um contorno ótimo do tecido.

- **Forma do implante**: Os implantes com um pilar contornado ou personalizado podem imitar mais eficazmente o perfil de emergência natural de um dente, o que contribui para uma melhor adaptação e estética dos tecidos moles.

3. Técnicas para melhorar o tecido mole à volta dos implantes

A. Aumento dos tecidos moles

Nos casos em que os tecidos moles são insuficientes para suportar uma restauração estética com implantes, podem ser utilizadas técnicas de aumento dos tecidos moles para melhorar o volume, o contorno e a saúde dos tecidos.

- **Enxerto gengival livre (FGG)**: Um enxerto gengival livre envolve a colheita de uma pequena quantidade de tecido do palato e o seu transplante para o local do implante para aumentar o volume de tecido queratinizado. É frequentemente utilizado quando a espessura gengival é inadequada.

    o **Indicações**: Biótipo gengival fino, tecido queratinizado inadequado ou regiões propensas à recessão tecidual.

    o **Benefícios**: Melhora a espessura e o contorno dos tecidos, criando uma melhor base para a restauração final do implante.

- **Enxerto de tecido conjuntivo (CTG)**: Um CTG envolve a colheita de tecido por baixo da mucosa oral, que é depois enxertado no local do implante. Este procedimento é particularmente útil para aumentar a espessura do tecido e para melhorar os resultados estéticos.

- o **Indicações**: Áreas com espessura insuficiente de tecido ou onde a gengiva está a recuar.

- o **Benefícios**: Proporciona um maior volume de tecido, um melhor contorno e uma estética melhorada, especialmente à volta da coroa do implante.

- **Enxerto de matrizes de colagénio**: As matrizes de colagénio são substitutos de tecidos sintéticos ou naturais que fornecem um suporte para a regeneração de tecidos moles. São normalmente utilizadas quando o local do enxerto tem pouco tecido dador.

- o **Indicações**: Tecido de dador limitado, defeitos grandes ou doentes incapazes de tolerar o enxerto autógeno.

- o **Benefícios**: Cicatrização mais rápida, morbidade mínima da zona dadora e melhores resultados estéticos.

B. Remodelação dos tecidos moles peri-implantares

A remodelação dos tecidos moles é um processo contínuo que pode ser influenciado por técnicas cirúrgicas, desenho do implante e protocolos de cicatrização. A gestão cuidadosa do processo de remodelação pode otimizar o contorno do tecido à volta do implante e preservar os resultados estéticos.

- **Técnica de tunelização**: A técnica de tunelização é uma abordagem minimamente invasiva utilizada para reposicionar o tecido mole para melhorar o contorno gengival sem perturbar o fornecimento de sangue. É especialmente útil para corrigir deficiências de tecido ou para melhorar o volume do tecido mole à volta dos implantes.

- o **Indicações**: Deficiências tecidulares localizadas, correção de problemas de contorno tecidular à volta do implante.

- o **Benefícios**: Trauma cirúrgico mínimo, cicatrização mais rápida e resultados estéticos previsíveis.

- **Retalhos de preservação da papila**: Ao efetuar uma cirurgia de implante na zona estética anterior do , a preservação das papilas interdentárias é crucial. Um desenho de retalho bem executado, como o retalho de preservação da papila, minimiza a perturbação do tecido mole circundante, assegurando uma melhor regeneração da papila.

  - o **Indicações**: Implantes anteriores em que a preservação da papila é fundamental para o sucesso estético.

  - o **Benefícios**: Mantém ou recria as papilas, contribuindo para uma estética mais natural

    resultado.

4. Gestão pós-operatória dos tecidos moles para manutenção da estética

O período que se segue à colocação do implante é fundamental para o sucesso estético do implante a longo prazo. Os cuidados pós-operatórios adequados podem ajudar a garantir que os tecidos moles à volta do implante permanecem saudáveis e que os resultados estéticos são mantidos.

- **Cuidados com as feridas**: O cuidado adequado da ferida após a cirurgia ajuda a evitar infecções e promove a cicatrização. Estes cuidados incluem uma escovagem suave com uma escova de dentes macia, evitar a pressão sobre o local do implante e utilizar colutórios antimicrobianos conforme prescrito.

- **Restaurações provisórias**: Nos casos de colocação imediata de implantes, são utilizadas restaurações provisórias para manter o contorno gengival durante o processo de cicatrização. Estas coroas provisórias podem ajudar a orientar o tecido mole para uma posição óptima antes de colocar a restauração definitiva.

- **Monitorização e manutenção regulares**: As visitas de acompanhamento pós-operatórias para monitorizar a saúde dos tecidos peri-implantares e o estado do implante são essenciais. As limpezas profissionais e as avaliações dos tecidos ajudam a garantir o sucesso a longo prazo do implante e dos tecidos moles circundantes.

5. Tecnologias avançadas na gestão dos tecidos moles

Os recentes avanços tecnológicos melhoraram consideravelmente a capacidade de gerir os tecidos moles à volta dos implantes. Algumas das ferramentas e técnicas de ponta incluem:

- **Cirurgia de tecidos moles assistida por laser**: Os lasers proporcionam uma forma precisa e minimamente invasiva de moldar os tecidos moles à volta dos implantes, com a vantagem adicional de reduzir o inchaço, a hemorragia e o desconforto.

- o **Benefícios**: Cicatrização mais rápida, melhor adaptação dos tecidos moles e menos desconforto para o doente.

- **Imagiologia 3D e planeamento digital**: A utilização de imagens 3D e fluxos de trabalho digitais permite um planeamento preciso da colocação de implantes e da gestão de tecidos moles. Estas ferramentas podem ajudar a prever o resultado dos procedimentos estéticos e orientar o cirurgião na obtenção de resultados óptimos.

- o **Benefícios**: Maior precisão, melhor previsão dos resultados estéticos e planeamento personalizado do tratamento.

6. Desafios na obtenção de resultados estéticos e soluções

A obtenção de uma estética óptima dos tecidos moles à volta dos implantes não está isenta de desafios. Os desafios mais comuns incluem:

- **Recessão dos tecidos**: A recessão tecidular pode ocorrer devido a um fraco volume inicial de tecido, posicionamento incorreto do implante ou trauma durante a cicatrização. As técnicas de enxerto, como a CTG ou FGG, podem ajudar a restaurar o tecido perdido.

- **Posicionamento do implante**: A colocação incorrecta do implante pode levar a contornos de tecido desfavoráveis. Um planeamento pré-operatório cuidadoso, a utilização de guias cirúrgicas e restaurações provisórias imediatas podem ajudar a evitar estes problemas.

*   **Peri-Implantite**: A inflamação dos tecidos moles à volta dos implantes pode comprometer a estética. As medidas preventivas, como a manutenção da higiene oral e a realização de visitas regulares de manutenção dos implantes, são essenciais para evitar a peri-implantite.

Conclusão

A gestão dos tecidos moles para obter resultados estéticos em implantologia dentária requer uma combinação de técnicas cirúrgicas avançadas, um planeamento cuidadoso e cuidados pós-operatórios meticulosos. Ao empregar as estratégias corretas de gestão dos tecidos moles - tais como enxertos gengivais livres, enxertos de tecido conjuntivo e tecnologias inovadoras como lasers e imagens 3D - os clínicos podem obter resultados estéticos superiores que satisfazem ou excedem as expectativas dos pacientes. O sucesso a longo prazo também depende da manutenção e monitorização contínuas dos tecidos moles à volta dos implantes, assegurando a estabilidade funcional e estética. Em última análise, a integração destas técnicas e tecnologias ajudará a melhorar a experiência geral do paciente e o sucesso dos implantes dentários na zona estética.

Referências:

1. Chen, S. T., & Buser, D. (2009). Gestão de tecidos moles à volta de implantes dentários. Journal of Periodontology, 80(12), 1917-1926. https://doi.org/10.1902/jop.2009.090234

2. Grunder, U. (2005). Gestão de tecidos moles em implantologia dentária. Jornal Internacional de Implantes Orais e Maxilofaciais, 20(2), 204-213.

3. Hammerle, C. H., & Chen, S. T. (2008). Aumento ósseo por meio de enxerto de tecido mole: Implicações para a cirurgia de implantes. Clinical Oral Implants Research, 19(Suppl. 4), 75-79. https://doi.org/10.1111/j.1600-0501.2008.01571.x

4. Zitzmann, N. U., &Berglundh, T. (2008). Gestão de tecidos moles à volta de implantes zona estética. Journal of Clinical Periodontology, 35(5), 278-287. https://doi.org/10.1111/j.1600-051X.2008.01219.x

5. Pikos, M. A. (2012). O papel da sutura e dos cuidados pós-operatórios na gestão dos tecidos moles à volta dos implantes dentários. Implant Dentistry, 21(6), 460-467. https://doi.org/10.1097/ID.0b013e318269afc4

6. Albrektsson, T., & Isidor, F. (1994). Relatório de consenso da sessão IV: Sobrevivência e complicações dos implantes. Jornal Internacional de Implantes Orais e Maxilofaciais, 9(1), 7679.

7. Kumar, P., & Malik, S. (2018). Papel da cirurgia a laser na melhoria da estética dos tecidos moles em implantologia dentária. Journal of Clinical and Diagnostic Research, 12(7), ZC32-ZC36. https://doi.org/10.7860/JCDR/2018/36073.11651

8. Esposito, M., &Grusovin, M. G. (2009). O papel dos tecidos moles no resultado dos implantes dentários: Uma revisão sistemática. Jornal Europeu de Implantologia Oral, 2(3), 149-160.

Capítulo 21: Abordar os desafios na zona estética

Introdução

A zona estética, particularmente a região anterior da boca, desempenha um papel central no sorriso e na estética facial geral de um paciente. Os implantes dentários colocados nesta região têm não só de ser funcionais, mas também de se fundir na perfeição com a dentição natural e os tecidos circundantes. No entanto, a obtenção de resultados estéticos ideais na zona estética apresenta vários desafios, que vão desde a gestão dos contornos dos tecidos moles até à garantia do posicionamento correto do implante. Este capítulo centra-se nestes desafios e descreve estratégias para os enfrentar, de modo a otimizar os resultados funcionais e estéticos.

1. Desafios únicos na zona estética

A zona estética é definida como a área onde os dentes são visíveis quando uma pessoa sorri, normalmente abrangendo os dentes anteriores superiores. Nesta região, os implantes dentários têm de cumprir elevados padrões estéticos para obter uma aparência natural. Alguns dos desafios mais comuns incluem:

- **Gestão dos tecidos moles**: A qualidade e a quantidade de tecido gengival desempenham um papel significativo no resultado estético. Biótipos gengivais finos, volume de tecido pobre e tecido queratinizado insuficiente podem dificultar a obtenção de contornos ideais.

- **Recessão gengival e biótipo fino**: Os pacientes com biótipos gengivais finos são mais susceptíveis à recessão gengival à volta dos implantes, o que pode comprometer o resultado estético.

- **Preservação da papila**: A manutenção da papila interdentária, o tecido mole que preenche os espaços entre os dentes, é essencial para obter um aspeto natural. A perda da papila pode resultar em espaços inestéticos ou "triângulos negros" entre a coroa do implante e os dentes adjacentes.

- **Posicionamento do implante**: A posição do implante desempenha um papel crucial tanto na função como na estética. Os implantes mal posicionados podem levar a uma má adaptação dos tecidos, resultando numa estética comprometida ou na necessidade de procedimentos corretivos.

- **Momento de colocação do implante**: A colocação imediata, precoce e tardia de implantes apresenta desafios distintos na zona estética. Por exemplo, os implantes imediatos podem ser arriscados se o tecido mole e o osso circundantes não forem devidamente suportados durante a fase de cicatrização.

2. Planeamento pré-operatório para o sucesso estético

A. Avaliação exaustiva

Uma avaliação pré-operatória minuciosa é fundamental para garantir resultados óptimos na zona estética. Devem ser considerados vários factores:

- **Análise do sorriso**: Analisar a linha do sorriso do paciente, a dinâmica dos lábios e as caraterísticas faciais permite ao médico determinar a posição e o contorno ideais para a restauração do implante.

- **Avaliação do biótipo gengival**: Perceber se o doente tem um biótipo gengival espesso ou fino pode influenciar o planeamento do tratamento. Os biótipos finos podem necessitar de enxertos de tecido mole adicionais para obter uma cobertura e um contorno adequados.

- **Imagiologia digital e planeamento 3D**: As tecnologias de imagiologia modernas, como as digitalizações CBCT e o software de desenho digital de sorrisos, podem ajudar no planeamento preciso. Estas ferramentas permitem que os médicos visualizem a colocação do implante e a interação dos tecidos moles antes da cirurgia.

B. Seleção de implantes

A escolha do sistema de implantes, o desenho do pilar e o tratamento da superfície podem afetar o resultado estético a longo prazo:

- **Forma e desenho do implante**: Os desenhos dos implantes que proporcionam um perfil de emergência mais natural ajudam a obter uma melhor adaptação dos tecidos moles e uma estética melhorada.

- **Pilares personalizados**: A utilização de pilares personalizados que imitam o contorno natural do dente pode otimizar a cicatrização dos tecidos moles e melhorar o aspeto final do implante.

- **Colocação imediata vs. tardia**: Em determinados casos, a colocação imediata de implantes pode ser possível, mas requer uma análise cuidadosa das condições do tecido mole e do osso para evitar comprometer o resultado estético.

3. Técnicas de gestão de tecidos moles na zona estética

A. Aumento dos tecidos moles

O aumento do tecido mole é frequentemente necessário na zona estética para criar um contorno gengival estável e de aspeto natural à volta do implante.

- **Enxerto Gengival Livre (EGL)**: Esta técnica é utilizada quando não existe tecido queratinizado suficiente. Um enxerto gengival livre pode fornecer um tecido mais espesso, oferecendo um melhor suporte para o implante e criando um resultado mais estético.

- **Enxerto de tecido conjuntivo (CTG)**: Para pacientes com gengiva fina, pode ser utilizado um CTG colhido do palato ou de outros locais doadores para engrossar a gengiva, proporcionando um melhor volume de tecido e um aspeto mais natural.

- **Matrizes de colagénio**: As matrizes de colagénio são uma alternativa aos enxertos autógenos, proporcionando um suporte para a regeneração de tecidos moles com uma morbilidade mínima do local doador. Podem ser utilizadas para aumentar o volume de tecido, especialmente em áreas com disponibilidade limitada de tecido de dador.

- **Técnica de tunelização**: A técnica de tunelização envolve o reposicionamento minimamente invasivo dos tecidos moles para melhorar o contorno e o volume à volta do local do implante. Esta técnica evita a criação de incisões externas, conduzindo a uma cicatrização mais rápida e a um menor desconforto para o paciente.

B. Preservação da papila

A manutenção ou recriação das papilas interdentárias à volta dos implantes é crucial para um resultado estético . Algumas técnicas utilizadas para preservar ou regenerar as papilas incluem:

- **Retalho de preservação da papila**: Este desenho de retalho tem como objetivo específico a preservação das delicadas papilas entre os dentes adjacentes, o que é crucial na zona estética. Ao minimizar a rutura dos tecidos, o retalho assegura uma melhor cicatrização e a preservação do contorno dos tecidos moles.

- **Regeneração tecidular guiada (RTG)**: Nos casos em que ocorreu perda de papila, podem ser utilizadas técnicas GTR para regenerar o tecido perdido e ajudar a restaurar a papila natural
  contorno.

4. Estratégias de posicionamento e colocação de implantes

O posicionamento correto do implante é um dos factores mais críticos que influenciam o resultado estético na região anterior. Para otimizar a gestão dos tecidos moles e a estética, devem ser tidas em conta várias considerações:

- **Profundidade do implante**: O implante deve ser colocado a uma profundidade que espelhe a posição natural da raiz do dente, assegurando que a margem gengival está corretamente alinhada com os dentes adjacentes.

- **Posição bucal**: O implante deve ser colocado na posição vestibular correta para evitar o colapso dos tecidos e para proporcionar um espaço adequado para o perfil de emergência do implante.

- **Posição do Ápice**: A colocação do implante na posição vertical correta relativamente aos dentes adjacentes e ao plano oclusal é fundamental para obter um sorriso harmonioso.

- **Restaurações provisórias temporárias**: Nos casos em que é efectuada a colocação imediata ou precoce de implantes, as restaurações provisórias ajudam a manter a arquitetura dos tecidos moles e orientam o processo de cicatrização dos tecidos para garantir um resultado esteticamente agradável.

5. Cuidados pós-operatórios para o sucesso estético

A. Cicatrização e manutenção dos tecidos moles

Após a colocação do implante na zona estética, é necessária uma gestão cuidadosa dos tecidos moles para garantir uma cicatrização óptima e manter o resultado estético.

- **Cuidados com as feridas**: O doente deve seguir rigorosamente as instruções pós-operatórias para evitar traumas no local da cirurgia. Isto inclui evitar a pressão excessiva sobre a área do implante, utilizar lavagens antimicrobianas e manter uma excelente higiene oral.

- **Monitorização da resposta dos tecidos**: As consultas de acompanhamento regulares permitem ao médico monitorizar a cicatrização dos tecidos moles e detetar quaisquer potenciais complicações, tais como infeção ou perda de tecido, numa fase inicial da cicatrização.

- **Restaurações provisórias**: As restaurações provisórias desempenham um papel fundamental na modelação da gengiva e na garantia de um perfil de emergência natural enquanto a restauração definitiva está a ser fabricada.

6. Técnicas avançadas para desafios da zona estética

Os avanços na tecnologia e nas técnicas cirúrgicas tornaram possível abordar até os casos mais difíceis na zona estética. Algumas das abordagens mais recentes incluem:

- **Cirurgia de tecidos moles assistida por laser**: Os lasers podem ser utilizados para remodelar os tecidos moles com elevada precisão, promovendo uma cicatrização mais rápida e menos desconforto pós-operatório.

- **Impressão 3D e pilares personalizados**: Os pilares e coroas personalizados concebidos com a tecnologia de impressão 3D podem ser adaptados para obter uma combinação perfeita com os dentes naturais circundantes e os contornos dos tecidos moles.

- **Enxerto de biomateriais**: A utilização de biomateriais avançados para enxertos de tecidos moles, tais como xenoenxertos e aloenxertos, melhorou a previsibilidade e os resultados dos procedimentos de aumento de tecidos moles.

7. Superar as complicações da zona estética

Apesar de um planeamento e execução cuidadosos, podem surgir complicações na zona estética. Os desafios mais comuns incluem:

- **Recessão gengival**: Isto pode ocorrer se o tecido não for corretamente gerido ou se o volume de tecido for insuficiente. Os procedimentos de enxerto ou a utilização de matrizes de colagénio podem ajudar a atenuar este problema.

- **Perda da papila**: A perda das papilas interdentárias pode ocorrer após a colocação do implante, especialmente nos casos em que o implante é colocado demasiado profundamente ou demasiado para vestibular. Técnicas como o retalho de preservação da papila ou a GTR podem ajudar a restaurar as papilas perdidas.

- **Contorno irregular da gengiva**: Se o tecido mole não se adaptar corretamente ao implante, pode resultar num contorno irregular. O enxerto de tecido mole e o contorno preciso durante a cirurgia podem ajudar a corrigir este problema.

Conclusão

A resolução dos desafios na zona estética requer uma abordagem multifacetada que inclui um planeamento pré-operatório minucioso, uma colocação precisa do implante e técnicas eficazes de gestão dos tecidos moles. Ao utilizar as mais recentes técnicas cirúrgicas, materiais de enxerto e tecnologias avançadas, os médicos podem ultrapassar desafios estéticos comuns e obter restaurações de implantes bem sucedidas e de aspeto natural. Uma combinação de conhecimentos, competências e a utilização adequada da tecnologia garante que os pacientes podem desfrutar de resultados funcionais e estéticos na zona estética desafiante.

Referências:

1. Chen, S. T., & Buser, D. (2009). Gestão de tecidos moles à volta de implantes dentários. Journal of Periodontology, 80(12), 1917-1926. https://doi.org/10.1902/jop.2009.090234

2. Zitzmann, N. U., &Berglundh, T. (2008). Gestão de tecidos moles à volta de implantes na zona estética. Journal of Clinical Periodontology, 35(5), 278-287. https://doi.org/10.1111/j.1600-051X.2008.01219.x

3. Grunder, U. (2005). Gestão de tecidos moles em implantologia. The International Journal of Oral & Maxillofacial Implants, 20(2), 204-213.

4. Mombelli, A., & Lang, N. P. (2009). A influência da gestão dos tecidos moles no sucesso da terapia com implantes. Periodontologia 2000, 47(1), 38-57. https://doi.org/10.1111/j.1600-0757.2009.00322.x

5. Hammerle, C. H., & Chen, S. T. (2008). Aumento ósseo por meio de enxerto de tecido mole: Implicações para a cirurgia de implantes. Clinical Oral

Implants Research, 19(Suppl. 4), 75-79. https://doi.org/10.1111/j.1600-0501.2008.01571.x

6. Pikos, M. A. (2012). O papel da sutura e dos cuidados pós-operatórios na gestão dos tecidos moles à volta dos implantes dentários. Implant Dentistry, 21(6), 460-467. https://doi.org/10.1097/ID.0b013e318269afc4

7. Cavalcanti, L. L., & Figueiredo, L. M. (2020). Cuidados pós-operatórios em cirurgia de implantes dentários: Influência das técnicas de sutura e cicatrização. Journal of Prosthetic Dentistry, 123(5), 699-705. https://doi.org/10.1016Zj.prosdent.2019.09.001

8. Esposito, M., &Grusovin, M. G. (2009). O papel dos tecidos moles no resultado dos implantes dentários: Uma revisão sistemática. Jornal Europeu de Implantologia Oral, 2(3), 149-160.

Capítulo 22: Cuidados pós-operatórios e gestão das complicações e Cuidados pós-cirúrgicos dos tecidos moles

Introdução

Após a cirurgia de implantes, os cuidados pós-cirúrgicos adequados dos tecidos moles são essenciais para garantir uma cicatrização bem sucedida, minimizar complicações e obter resultados estéticos e funcionais óptimos. A cicatrização dos tecidos moles à volta dos implantes dentários é um processo delicado que requer uma atenção cuidadosa para evitar infecções, inflamações e perda de tecido. Este capítulo explora a importância dos cuidados pós-cirúrgicos na cicatrização dos tecidos moles, delineando as melhores práticas, considerações chave e técnicas para melhorar o processo de recuperação.

1. Importância dos cuidados pós-cirúrgicos dos tecidos moles

Os cuidados pós-cirúrgicos dos tecidos moles são cruciais para:

- **Promover a cicatrização**: Os cuidados adequados apoiam a formação de uma margem gengival estável e a adaptação dos tecidos moles à volta do implante, assegurando tanto a funcionalidade como a estética.

- **Prevenção de complicações**: Os cuidados adequados ajudam a prevenir infecções, recessão gengival e outros problemas nos tecidos moles que podem comprometer o sucesso do implante a longo prazo.

- **Minimizar a inflamação**: A gestão da inflamação pós-cirúrgica é importante para reduzir o desconforto, o inchaço e o risco de atraso na cicatrização ou de rutura dos tecidos moles.

- **Obtenção de resultados estéticos**: Um bom cuidado com os tecidos moles garante que a linha da gengiva cicatriza de uma forma natural e esteticamente agradável à volta do implante, melhorando o resultado final da restauração.

2. Cuidados pós-cirúrgicos imediatos (primeiras 24-48 horas)

As primeiras 24-48 horas após a cirurgia de implante são críticas para minimizar as complicações e apoiar a cicatrização inicial.

A. Gerir a dor e o inchaço

- **Medicamentos**: A prescrição de analgésicos como os AINE (anti-inflamatórios não esteróides) ou acetaminofeno pode ajudar a controlar a dor. Em alguns casos, podem ser necessários analgésicos mais fortes.

- **Compressas frias**: A aplicação de compressas frias na parte externa da bochecha no período pós-operatório imediato (20 minutos sim, 20 minutos não) pode reduzir o inchaço e o desconforto.

B. Controlo da hemorragia

- **Compressas de gaze**: Colocar compressas de gaze esterilizadas sobre o local da cirurgia para controlar a hemorragia. É essencial morder suavemente a gaze para aplicar pressão.

- **Pressão e posicionamento**: Instruir o doente a evitar movimentos excessivos e a repousar numa posição vertical para reduzir a probabilidade de hemorragia excessiva.

C. Instruções iniciais de higiene oral

- **Bochechos**: Após as primeiras 24 horas, os doentes devem começar a utilizar um elixir bucal antimicrobiano suave, como a clorexidina, para reduzir o risco de infeção.

No entanto, devem evitar uma lavagem vigorosa, que poderia perturbar o tecido de cicatrização.

- **Escovagem**: A escovagem à volta do local do implante deve ser evitada durante os primeiros dias. Uma vez iniciada a fase inicial de cicatrização, os pacientes podem retomar a escovagem com cuidado, utilizando uma escova de dentes de cerdas macias, evitando o contacto direto com o local da cirurgia.

3. Fase de cura (primeira semana)

A primeira semana após a cirurgia é fundamental para gerir a integridade dos tecidos moles e minimizar complicações como infeção, inchaço ou má adaptação dos tecidos.

A. Gestão do inchaço e do desconforto

- **Medicamentos**: Os AINEs contínuos ou os analgésicos prescritos podem ajudar a manter o inchaço e o desconforto sob controlo durante este período.

- **Elevar a cabeça**: Sugerimos que durma com a cabeça elevada para ajudar a reduzir o inchaço.

*   **Dieta**: Recomenda-se uma dieta mole ou líquida para evitar traumas na área cirúrgica e para tornar a alimentação mais confortável.

B. Monitorização da infeção

*   **Sinais de infeção**: Os doentes devem ser instruídos no sentido de monitorizarem a existência de sinais de infeção, incluindo aumento da dor, vermelhidão, inchaço excessivo ou descarga de pus . Se estes sinais ocorrerem, o doente deve contactar imediatamente o médico.

*   **Antibióticos**: Se prescritos, os antibióticos devem ser tomados de acordo com as instruções para evitar infecções durante a fase de cicatrização.

C. Acompanhamento pós-operatório

*   **Verificar a adaptação dos tecidos**: O médico deve marcar uma consulta de acompanhamento para monitorizar o processo de cicatrização, verificar se o tecido mole apresenta sinais de infeção e avaliar a posição da gengiva à volta do implante.

*   **Remoção de suturas**: Dependendo da técnica cirúrgica, as suturas podem ter de ser removidas no prazo de 7 a 10 dias, embora algumas suturas absorvíveis possam dissolver-se por si próprias.

4. Fase de cicatrização intermédia (2-4 semanas)

Durante a segunda a quarta semanas após a cirurgia, a cicatrização dos tecidos moles continua e o foco passa a ser o apoio à recuperação contínua e a preparação para a fase de restauração final.

A. Gestão do contorno dos tecidos moles

- **Restauração provisória**: Se necessário, podem ser colocadas restaurações provisórias para orientar a cicatrização dos tecidos moles e manter o contorno à volta do implante.

- **Preservação da papila**: É fundamental monitorizar as papilas interproximais e tratar qualquer perda ou recuo de tecido. Técnicas como o enxerto de tecido mole ou a utilização de enxertos de tecido conjuntivo podem ser consideradas para melhorar o contorno do tecido, se necessário.

B. Higiene e cuidados orais

- **Escovagem suave**: Os doentes devem começar a escovar suavemente à volta do local do implante utilizando uma escova de dentes de cerdas macias. A utilização de uma escova interdentária pode ajudar a limpar a área sem danificar o tecido mole.

- **Colutório antimicrobiano**: Continuar a utilizar colutórios antimicrobianos conforme prescrito para reduzir a placa bacteriana e a carga bacteriana à volta do implante.

- **Evitar o tabaco e o álcool**: Os doentes devem ser aconselhados a evitar o tabaco e o consumo excessivo de álcool, uma vez que estes podem ter um impacto negativo na cicatrização e aumentar o risco de complicações.

5. Cuidados a longo prazo com os tecidos moles (para além de 4 semanas)

Os cuidados a longo prazo são essenciais para manter os tecidos moles saudáveis à volta do implante e garantir a longevidade do implante e da restauração.

A. Manutenção e higiene contínuas

- **Consultas dentárias regulares**: Os pacientes devem marcar consultas de acompanhamento regulares para monitorizar a saúde dos tecidos moles em redor do implante, detetar sinais precoces de doença peri-implantar e assegurar a integridade dos componentes de restauração.

- **Ferramentas de higiene avançadas**: Recomendar a utilização de instrumentos especializados, como as escovas de dentes específicas para implantes , escovas interdentais de cerdas macias ou fios dentais pneumáticos para limpar à volta do implante e evitar danificar os tecidos delicados.

- **Limpeza profissional**: A destartarização e o polimento efectuados por um profissional de medicina dentária devem fazer parte dos check-ups regulares para manter a saúde do implante e evitar a acumulação de placa bacteriana à volta do implante.

B. Procedimentos de manutenção dos tecidos moles

- **Aumento dos tecidos**: Se forem detectados problemas como recessão gengival ou volume inadequado de tecido mole, podem ser necessários procedimentos de enxerto adicionais para manter uma margem gengival saudável.

- **Ajustes estéticos**: Nos casos em que o tecido mole não cicatriza como esperado ou o contorno gengival está comprometido, podem ser necessários pequenos ajustes através do contorno do tecido mole ou de pequenos enxertos.

C. Prevenção de doenças peri-implantares

- **Deteção precoce**: O médico deve estar atento à deteção de sinais de doenças peri-implantares, como a peri-implantite ou a mucosite. A intervenção imediata é essencial para evitar danos irreversíveis no implante e nos tecidos circundantes.

- **Manutenção dos níveis ósseos**: Assegurar que os tecidos moles em redor do implante proporcionam uma proteção adequada para evitar a reabsorção óssea e a falha do implante.

6. Complicações e tratamento

A. Infeção dos tecidos moles

- **Tratamento**: Se for identificada uma infeção, esta pode requerer desbridamento local, terapia antibiótica ou intervenção cirúrgica adicional, dependendo da sua gravidade.

- **Prevenção**: A ênfase numa excelente higiene oral e em visitas de acompanhamento regulares pode minimizar o risco de infeção.

B. Recessão gengival excessiva

- **Correção**: Em casos de recessão gengival grave, podem ser necessários procedimentos de enxerto de tecidos moles, tais como enxertos gengivais livres ou enxertos de tecido conjuntivo, para restaurar o tecido perdido e evitar uma maior recessão.

C. Cicatrização retardada ou má adaptação dos tecidos

- **Cuidados de apoio**: A gestão contínua dos tecidos moles através de medicamentos, monitorização cuidadosa e enxertos de tecidos pode melhorar os resultados da cicatrização.

Conclusão

Os cuidados pós-cirúrgicos eficazes dos tecidos moles são um componente crítico do sucesso dos implantes dentários. Desde o período pós-cirúrgico imediato até à manutenção a longo prazo, uma abordagem estruturada aos cuidados pode minimizar as complicações, garantir uma cicatrização adequada e obter resultados estéticos e funcionais óptimos. Ao seguir as melhores práticas de gestão da dor, controlo de infecções e monitorização dos tecidos moles, os médicos podem melhorar o processo de cicatrização e manter os tecidos moles saudáveis à volta dos implantes dentários durante muitos anos.

Referências :

1. Esposito, M., &Grusovin, M. G. (2009). O papel dos tecidos moles no

resultado dos implantes dentários: Uma revisão sistemática. *Jornal Europeu de Implantologia Oral, 2*(3), 149-160.

2. Pikos, M. A. (2012). O papel da sutura e dos cuidados pós-operatórios na gestão dos tecidos moles à volta dos implantes dentários. *Implant Dentistry, 21(6),* 460-467. https://doi.org/10.1097/ID.0b013e318269afc4

3. Cavalcanti, L. L., & Figueiredo, L. M. (2020). Cuidados pós-operatórios em cirurgia de implantes dentários: Influência das técnicas de sutura e cicatrização. *Journal of Prosthetic Dentistry, 123(5),* 699-705. https://doi.org/10.1016/j.prosdent.2019.09.001

4. Mombelli, A., & Lang, N. P. (2009). A influência da gestão dos tecidos moles no sucesso da terapia com implantes. *Periodontologia 2000, 47*(1), 38-57. https://doi.org/10.1111/j.1600-0757.2009.00322.x

5. Hammerle, C. H., & Chen, S. T. (2008). Aumento ósseo por meio de enxerto de tecido mole: Implicações para a cirurgia de implantes. *Clinical Oral Implants Research, 79*(Suppl. 4), 75-79. https://doi.org/10.1111/j.1600-0501.2008.01571.x

6. Chen, S. T., & Buser, D. (2009). Gestão de tecidos moles à volta de implantes dentários. *Journal of Periodontology, 80*(12), 1917-1926. https://doi.org/10.1902/jop.2009.090234

Capítulo 23: Cuidados pós-cirúrgicos dos tecidos moles

Introdução

Os cuidados pós-cirúrgicos dos tecidos moles após a cirurgia de implantes dentários são cruciais para alcançar uma cicatrização óptima, prevenir complicações e garantir resultados funcionais e estéticos. A cicatrização dos tecidos moles à volta dos implantes dentários envolve a restauração da gengiva e dos tecidos da mucosa, que devem adaptar-se adequadamente à volta do local do implante para uma osseointegração bem sucedida. Este capítulo centra-se nos passos e protocolos necessários para os cuidados pós-operatórios dos tecidos moles após a colocação do implante.

1. Cuidados pós-cirúrgicos imediatos (primeiras 24-48 horas)

As primeiras 24-48 horas após a cirurgia são críticas para minimizar as complicações e promover uma cicatrização óptima.

A. Controlo da dor e do inchaço

- **Controlo da dor**: A maioria dos doentes sente um desconforto ligeiro a moderado após a cirurgia, que pode ser gerido com AINEs de venda livre (ibuprofeno) ou analgésicos prescritos. O controlo da dor deve ser iniciado assim que o desconforto for notado para evitar o seu agravamento.

- **Inchaço e nódoas negras**: O inchaço é uma reação comum ao procedimento cirúrgico. Uma compressa fria (aplicada de forma intermitente durante 20 minutos a cada hora) pode ajudar a reduzir a inflamação e o inchaço. A utilização de medicamentos anti-inflamatórios também pode ser eficaz para minimizar o inchaço.

- **Controlo da hemorragia**: As incisões nos tecidos moles durante a cirurgia de implantes podem provocar uma ligeira hemorragia. Morder suavemente uma gaze esterilizada durante 30-45 minutos para ajudar a controlar a hemorragia. Se a hemorragia persistir, recomenda-se a utilização de gaze adicional ou o contacto com o médico.

B. Higiene e cuidados orais

- **Evitar perturbações**: Aconselhar os doentes a evitar escovar o local da cirurgia durante as primeiras 24-48 horas para evitar perturbar os tecidos em cicatrização. Devem também abster-se de utilizar quaisquer materiais abrasivos que possam danificar a zona cirúrgica delicada.

- **Enxaguamento**: Deve ser prescrito um colutório antimicrobiano (por exemplo, clorexidina) para minimizar a contaminação bacteriana sem perturbar a área cirúrgica. Instruir os pacientes a enxaguar suavemente sem cuspir com força para evitar a pressão que poderia perturbar o local.

C. Ajustes na dieta e no estilo de vida

- **Restrições dietéticas**: Recomenda-se uma dieta mole ou líquida para evitar traumas no local de cicatrização. Os doentes devem também evitar alimentos quentes, picantes ou duros que possam irritar o local da cirurgia.

- **Tabaco e álcool**: O tabaco e o álcool podem impedir o processo de cicatrização e aumentar o risco de complicações, como infecções ou atraso na osteointegração. Os doentes devem ser aconselhados a abster-se de fumar e consumir álcool durante a fase de cicatrização.

2. Cuidados pós-operatórios (Primeira semana)

A primeira semana após a cirurgia de implante é crucial para a estabilização dos tecidos moles e para a cicatrização inicial.

A. Cuidados com a sutura

- **Remoção de suturas**: As suturas não absorvíveis são normalmente removidas 7 a 10 dias após a cirurgia. O médico deve avaliar a cicatrização do tecido mole durante este período e assegurar que não existe tensão indevida na margem gengival.

- **Suturas Absorvíveis**: Nos casos em que são utilizadas suturas absorvíveis, não há necessidade de as remover. Estas suturas dissolvem-se por si próprias no prazo de 7 a 14 dias.

B. Práticas de higiene contínuas

- **Escovagem suave**: Instrua os doentes a começarem a escovar os dentes muito suavemente com uma escova de dentes de cerdas macias, evitando o local da cirurgia. Isto pode ajudar a manter a boca limpa, minimizando o trauma nos tecidos em cicatrização.

- **Enxaguamento com água salgada**: Para além dos enxaguamentos antimicrobianos, os doentes podem utilizar um enxaguamento com água salgada morna (1/2 colher de chá de sal num copo de água morna) para acalmar os tecidos e promover a cicatrização.

C. Monitorização da cicatrização dos tecidos moles

- **Sinais de infeção**: Procure sintomas como o aumento da dor, calor, inchaço ou a presença de pus. Se algum destes sintomas ocorrer, é necessária uma intervenção imediata para evitar complicações.

- **Indicadores de cicatrização saudável**: Por outro lado, uma cicatrização normal deve incluir uma redução do inchaço, uma hemorragia mínima e tecidos moles saudáveis e rosados em redor do implante.

3. Cuidados contínuos durante a fase de cicatrização (semanas 2-4)

À medida que a cicatrização progride, é importante monitorizar os tecidos moles para verificar se existem sinais de adaptação e cicatrização adequadas, assegurando que não existe qualquer perturbação no implante ou nos tecidos circundantes.

A. Práticas de higiene oral melhoradas

- **Escovagem à volta do implante**: Após cerca de 1-2 semanas, os pacientes podem começar a escovar à volta do local do implante com extremo cuidado. Recomenda-se a utilização de uma escova de dentes de cerdas macias ou de uma escova interdentária para manter a limpeza sem danificar a gengiva em cicatrização.

- **Colutório antimicrobiano**: Continuar a utilizar elixir bucal antimicrobiano durante 2-3 semanas para reduzir a acumulação de placa bacteriana e de bactérias, assegurando uma cicatrização óptima e prevenindo infecções.

- **Uso do fio dental**: Deve evitar-se o uso de fio dentário à volta do local da cirurgia até que tenha ocorrido uma cicatrização suficiente (normalmente cerca de 4 semanas).

B. Avaliação de tecidos

- **Adaptação gengival**: Observar a gengiva para detetar sinais de recessão, inflamação ou quaisquer padrões de cicatrização anormais. O tecido saudável deve ter um aspeto firme e rosado, sem sinais de crescimento excessivo ou descolamento do implante.

- **Sem dor à sondagem**: Uma sondagem ligeira à volta do local de cicatrização do implante pode ajudar a avaliar a estabilidade do tecido. O sangramento deve ser mínimo ou inexistente após uma sondagem suave, indicando tecido saudável e um implante bem integrado.

4. Manutenção dos tecidos moles a longo prazo (após 1 mês)

À medida que o tecido mole continua a cicatrizar, o foco passa a ser a manutenção da saúde do local do implante e a monitorização do sucesso a longo prazo.

A. Consultas de acompanhamento regulares

- **Exame clínico**: As consultas de seguimento 1 mês, 3 meses e 6 meses após a cirurgia permitem ao médico monitorizar a cicatrização dos tecidos moles e avaliar a osteointegração do implante.

- **Avaliação radiográfica**: Podem ser efectuadas radiografias periódicas para garantir que o implante se integrou corretamente no osso circundante e que não ocorreu perda óssea.

B. Manutenção da saúde dos tecidos moles

- **Instruções de higiene oral**: Continuar a reforçar a importância de manter uma excelente higiene oral para evitar a acumulação de placa bacteriana, que pode levar a doenças peri-implantares, como a mucosite peri-implantar e a peri-implantite.

- **Fio dentário e escovas interdentais**: Incentivar os doentes a começar a utilizar o fio dentário ou escovas interdentais após a conclusão da fase de cicatrização. Estas ferramentas ajudam a manter a saúde dos tecidos moles à volta do implante, evitando a acumulação de placa bacteriana em áreas de difícil acesso.

C. Cuidados preventivos

- **Limpezas profissionais**: As limpezas profissionais devem ser agendadas a cada 3-6 meses para remover qualquer acumulação de placa bacteriana ou tártaro que se possa acumular à volta do local do implante. As visitas regulares ao dentista ajudarão a monitorizar a saúde dos tecidos moles e a prevenir infecções.

- **Evitar o tabaco e o álcool**: Continuar a aconselhar os doentes a absterem-se de fumar e de consumir álcool, uma vez que ambos podem prejudicar a cicatrização dos tecidos moles e levar a complicações em redor do local do implante.

5. Complicações e sua gestão

Embora o objetivo seja assegurar uma cicatrização suave, podem surgir complicações que exigem uma atenção imediata. O tratamento precoce destas complicações pode ajudar a evitar problemas mais graves.

A. Infeção

- **Sinais de infeção**: Os doentes devem ser informados sobre os primeiros sinais de infeção, que incluem aumento do inchaço, dor, vermelhidão, calor ou corrimento no local do implante.

- **Tratamento**: Se se suspeitar de uma infeção, o doente pode necessitar de antibióticos e, em alguns casos, pode ser necessária a drenagem da área infetada ou a remoção do tecido infetado.

B. Recessão dos tecidos moles

- **Causas**: A recessão pode ocorrer devido a uma má técnica cirúrgica, infeção ou enxerto inadequado de tecidos moles. Pode dar origem a um aspeto inestético e expor o implante.

- **Tratamento**: Pode ser necessário efetuar um enxerto de tecido mole para restaurar o tecido perdido e melhorar o resultado estético à volta do implante.

C. Cicatrização retardada

- **Causas**: Factores como fumar, má higiene oral ou condições de saúde sistémicas (por exemplo, diabetes) podem atrasar a cicatrização dos tecidos moles.

- **Controlo**: Os doentes devem ser aconselhados a seguir rigorosamente todas as instruções pós-operatórias. Em casos graves, podem ser necessárias intervenções adicionais, como revisão cirúrgica ou terapia regenerativa.

Conclusão

Os cuidados pós-cirúrgicos dos tecidos moles são uma componente crucial do sucesso dos implantes dentários. Seguindo protocolos de cuidados pós-operatórios adequados, monitorizando complicações e mantendo práticas de higiene oral, os médicos podem garantir uma cicatrização óptima dos tecidos moles em redor dos implantes dentários. Uma atenção cuidadosa à saúde dos tecidos, combinada com um acompanhamento regular e a educação do paciente, conduz a resultados bem sucedidos a longo prazo e à preservação da função e da estética.

REFERÊNCIAS:

1. Pikos, M. A. (2012). O papel da sutura e dos cuidados pós-operatórios na gestão dos tecidos moles à volta dos implantes dentários. Implant Dentistry, 21(6), 460-467. https://doi.org/10.1097/ID.0b013e318269afc4

2. Mombelli, A., & Lang, N. P. (2009). A influência da gestão dos tecidos moles no sucesso da terapia com implantes. Periodontologia 2000, 47(1), 38-57. https://doi.org/10.1111/j.1600-0757.2009.00322.x

3. Esposito, M., &Grusovin, M. G. (2009). O papel dos tecidos moles no

resultado dos implantes dentários: Uma revisão sistemática. Jornal Europeu de Implantologia Oral, 2(3), 149-160.

4. Cavalcanti, L. L., & Figueiredo, L. M. (2020). Cuidados pós-operatórios em cirurgia de implantes dentários: Influência das técnicas de sutura e cicatrização. Journal of Prosthetic Dentistry, 123(5), 699-705. https://doi.org/10.1016Zj.prosdent.2019.09.001

5. Chen, S. T., & Buser, D. (2009). Gestão de tecidos moles à volta de implantes dentários. Journal of Periodontology, 80(12), 1917-1926. https://doi.org/10.1902/jop.2009.090234

6. Hammerle, C. H., & Chen, S. T. (2008). Aumento ósseo por meio de enxerto de tecido mole: Implicações para a cirurgia de implantes. Clinical Oral Implants Research, 19(Suppl. 4), 75-79. https://doi.org/10.1111/j.1600-0501.2008.01571.x

Capítulo 24: Identificar e gerir as complicações dos tecidos moles

Introdução

As complicações dos tecidos moles à volta dos implantes dentários estão entre os problemas mais comuns encontrados durante e após a colocação de implantes. A identificação e gestão precoces destas complicações são essenciais para assegurar o sucesso a longo prazo dos implantes e evitar resultados indesejáveis, tais como infeção, recessão tecidular ou estética prejudicada. Este capítulo abordará as várias complicações dos tecidos moles que podem surgir, a sua identificação e estratégias para a sua gestão eficaz.

1. Complicações comuns dos tecidos moles em torno dos implantes dentários

A. Mucosite peri-implantar

A mucosite peri-implantar é caracterizada pela inflamação dos tecidos moles à volta do implante sem perda de osso. É semelhante à gengivite nos dentes naturais, mas ocorre à volta dos implantes.

- **Sinais e sintomas:**

    o Gengivas vermelhas, inchadas e a sangrar à volta do implante

    o Sem perda óssea significativa nas radiografias

    o Sensibilidade ao sondar os tecidos moles

- **Gestão**:

  - **Tratamento não cirúrgico**: A destartarização e o alisamento radicular (limpeza à volta do implante) para remover a placa bacteriana e a acumulação de tártaro são essenciais. Os elixires bucais antimicrobianos (por exemplo, clorexidina) podem ajudar a reduzir a inflamação.

  - **Melhoria da higiene oral**: Incentivar a utilização de escovas de cerdas macias, escovas interdentais e limpezas profissionais regulares.

B. Peri-Implantite

A peri-implantite é uma condição mais grave, envolvendo tanto a inflamação da mucosa peri-implantar como a perda óssea progressiva. Esta condição é mais destrutiva do que a mucosite peri-implantar e requer um tratamento mais agressivo.

- **Sinais e sintomas**:

  - Inchaço, vermelhidão e sangramento do tecido gengival

  - Perda óssea observada nas radiografias

  - Aumento da profundidade de sondagem à volta do implante

  - Pus ou supuração no local do implante

- **Gestão**:

  - **Tratamento não cirúrgico**: Nas fases iniciais, as intervenções não cirúrgicas, tais como o desbridamento mecânico, a utilização de terapia laser e as lavagens anti-sépticas podem ajudar a reduzir a inflamação e a controlar a infeção.

- o **Tratamento cirúrgico**: Se os métodos não cirúrgicos falharem, pode ser necessária uma intervenção cirúrgica, como uma cirurgia de retalho para aceder e limpar a superfície do implante . Em alguns casos, são efectuados enxertos ósseos e de tecidos moles para restaurar o osso e os tecidos perdidos.

- o **Manutenção**: O acompanhamento regular e a manutenção da higiene são cruciais para evitar a recorrência.

C. Recessão dos tecidos moles

A recessão dos tecidos moles à volta dos implantes pode levar a preocupações estéticas, à exposição da superfície do implante e a potenciais dificuldades na manutenção da higiene oral. A recessão ocorre frequentemente devido a uma má colocação do implante, técnica cirúrgica, infeção ou trauma no local.

- **Sinais e sintomas**:

  - o Exposição visível do implante ou do pilar

  - o Afinamento gengival ou perda de contorno

  - o Sensibilidade na área exposta do implante

- **Gestão**:

  - o **Prevenção**: É essencial um planeamento cirúrgico cuidadoso e a colocação do implante para garantir uma cobertura adequada dos tecidos moles.

- o **Enxerto de tecidos moles**: Em casos de recessão, podem ser utilizados enxertos de tecidos moles, tais como enxertos gengivais livres (FGG) ou enxertos de tecido conjuntivo (CTG), para aumentar a área e restaurar os resultados estéticos e funcionais.

- o **Desenho de restauração modificado**: A alteração do desenho da coroa ou do pilar para reduzir a tensão nos tecidos circundantes pode ajudar a evitar mais recessões.

2. Outras complicações dos tecidos moles

A. Infeção

A infeção à volta do local do implante pode levar a complicações nos tecidos moles e no osso, atrasando a cicatrização e prejudicando a integração do implante.

- **Sinais e sintomas**:

  - o Dor ou desconforto persistente no local do implante

  - o Inchaço e vermelhidão dos tecidos moles circundantes

  - o Descarga ou pus à volta do implante

  - o Febre ou sintomas sistémicos

- **Gestão**:

  - o **Antibióticos**: Pode ser necessário um ciclo de antibióticos se houver evidência clínica de infeção. Normalmente, são prescritos inicialmente antibióticos de largo espetro, seguidos de uma terapêutica específica, se necessário.

- o **Drenagem cirúrgica**: Nos casos de formação de abcessos, pode ser necessária a drenagem da infeção para remover o pus e facilitar a cicatrização.

- o **Higiene oral e desbridamento**: Uma limpeza completa do local do implante e o reforço das rotinas de higiene oral são essenciais para evitar a recorrência.

B. Crescimento excessivo dos tecidos (hiperplasia)

Nalguns casos, o tecido mole à volta do implante pode proliferar excessivamente, resultando num crescimento excessivo ou hiperplasia. Isto pode ser causado por factores como irritação, falta de higiene ou a utilização de certos medicamentos (por exemplo, fenitoína ou bloqueadores dos canais de cálcio).

- **Sinais e sintomas**:

  - o Excesso de tecido à volta do implante, que pode cobrir o pilar

  - o Hemorragia ou sensibilidade ao tocar no tecido crescido

- **Gestão**:

  - o **Intervenção cirúrgica**: Pode ser necessária a excisão cirúrgica do tecido crescido em excesso se este interferir com a função ou a estética do implante.

o **Cuidados preventivos**: Melhorar as práticas de higiene oral do doente para reduzir a irritação. O acompanhamento regular para monitorizar a saúde dos tecidos pode evitar a recorrência.

C. Encapsulamento fibroso

O encapsulamento fibroso à volta de um implante pode ocorrer se o tecido mole não conseguir ligar-se à superfície do implante, resultando na formação de uma camada de tecido fibroso em vez de osseointegração.

- **Sinais e sintomas**:

  o Falta de osseointegração nas radiografias

  o Mobilidade ou falta de estabilidade no implante

- **Gestão**:

  o **Reavaliação da colocação do implante**: Em alguns casos, o implante pode ter de ser removido e substituído se a osteointegração for insuficiente.

  o **Enxerto de tecidos moles**: O aumento do tecido mole à volta do implante pode ajudar a melhorar a estabilidade e a integração do implante.

3. Prevenção de complicações dos tecidos moles

A prevenção de complicações dos tecidos moles implica um planeamento cuidadoso, uma técnica cirúrgica precisa e cuidados pós-operatórios eficazes.

A. Considerações pré-cirúrgicas

- **Avaliação exaustiva**: Um planeamento pré-operatório adequado, incluindo uma história clínica detalhada, análise radiográfica e avaliação dos tecidos moles, pode ajudar a identificar potenciais riscos de complicações dos tecidos moles.

- **Preparação do local**: Assegurar que existe uma cobertura adequada dos tecidos moles e considerar a utilização de enxertos de tecidos moles durante a cirurgia pode reduzir o risco de complicações como recessão e infeção.

B. Técnica cirúrgica

- **Manuseamento cuidadoso dos tecidos**: O manuseamento cuidadoso dos tecidos durante a cirurgia, minimizando a tensão nos tecidos moles e evitando traumas desnecessários, é fundamental para promover uma cicatrização adequada.

- **Colocação correta do implante**: O posicionamento adequado do implante para evitar a exposição do pilar ou do parafuso pode ajudar a evitar a recessão dos tecidos moles e garantir uma boa adaptação dos tecidos.

C. Cuidados pós-cirúrgicos

- **Higiene e manutenção**: Reforçar as boas práticas de higiene oral, incluindo escovagem suave, uso de fio dental e limpezas profissionais regulares.

- **Educação dos doentes**: Educar os doentes sobre a importância de evitar fumar e de seguir a rotina de cuidados pós-operatórios prescrita para promover a cicatrização e prevenir complicações.

- **Acompanhamento regular**: Assegurar que os doentes regressam para consultas de acompanhamento regulares para monitorizar a saúde do implante e dos tecidos circundantes.

4. Conclusão

Identificar e gerir precocemente as complicações dos tecidos moles é essencial para o sucesso dos implantes dentários. Ao compreender as várias complicações que podem ocorrer, incluindo a mucosite peri-implantar, a peri-implantite, a recessão dos tecidos moles e a infeção, os médicos podem implementar medidas preventivas e terapêuticas adequadas. O tratamento eficaz envolve frequentemente uma combinação de intervenções não cirúrgicas e cirúrgicas, dependendo da gravidade da complicação. Os cuidados pós-operatórios , a monitorização regular e a manutenção da educação do doente sobre a higiene oral são cruciais para prevenir complicações e garantir o sucesso do implante a longo prazo.

REFERÊNCIAS

1. Mombelli, A., & Lang, N. P. (2009). A influência da gestão dos tecidos moles no sucesso da terapia com implantes. *Periodontologia 2000, 47*(1), 38-57. https://doi.org/10.1111/j.1600-0757.2009.00322.x

2. Zitzmann, N. U., &Berglundh, T. (2008). Gestão de tecidos moles à volta de implantes na zona estética. *Journal of Clinical Periodontology, 35(5),* 278-287. https://doi.org/10.1111/j.1600-051X.2008.01219.x

3. Esposito, M., Grusovin, M. G., & Willmann, D. (2008). A eficácia das intervenções na gestão da mucosite peri-implantar e da peri-implantite: Uma

revisão sistemática. *Jornal Europeu de Implantologia Oral, 1*(2), 3-10.

4. Sanz, M., & Chapple, I. L. C. (2012). Investigação clínica sobre doenças peri-implantares: Relatório de consenso do Grupo de Trabalho 4. *Periodontologia 2000, 60*(1), 217-227. https://doi.org/10.1111/j.1600-0757.2012.00463.x

5. Berglundh, T., & Zitzmann, N. U. (2018). Peri-implantite: Uma doença infecciosa? *Journal of Clinical Periodontology,* √5(Suppl. 20), S139-S150. https://doi.org/10.1111/jcpe. 12984

6. Sanz, M., & Peri-implantitis, C. (2013). Prevenção e gestão de doenças peri-implantares. *International Journal of Oral & Maxillofacial Implants, 2S*(Suppl), 55-64. https://doi.org/10.11607/jomi.3134

7. Pikos, M. A. (2012). O papel da sutura e dos cuidados pós-operatórios nos tecidos moles gestão em torno de implantes dentários. *Implant Dentistry, 21*(6), 460-467. https://doi.org/10.1097/ID.0b013e318269afc4

Capítulo 25: Perspectivas Futuras e Inovações na Gestão de Tecidos Moles para Implantes

Introdução

À medida que a implantologia dentária continua a evoluir, a gestão dos tecidos moles à volta dos implantes continua a ser um aspeto crítico para a obtenção de resultados óptimos. Os avanços nos materiais, nas técnicas cirúrgicas e na tecnologia estão constantemente a mudar o panorama da implantologia dentária, particularmente na gestão dos tecidos moles. Este capítulo explora as perspectivas futuras e as inovações que estão a moldar a gestão dos tecidos moles peri-implantares, centrando-se em desenvolvimentos promissores, investigação em curso e técnicas inovadoras que podem aumentar significativamente o sucesso dos implantes e a satisfação dos pacientes nos próximos anos.

1. Avanços nas técnicas de enxerto de tecidos moles

A. Engenharia de tecidos autólogos

A engenharia de tecidos autólogos é uma fronteira promissora que tem como objetivo melhorar as capacidades de cicatrização do próprio corpo, estimulando a regeneração dos tecidos moles à volta dos implantes. Esta técnica envolve a utilização de células do próprio doente, tais como células estaminais, para regenerar tecidos moles perdidos ou danificados.

- **Terapias baseadas em células estaminais**: As células estaminais de várias fontes (por exemplo, tecido adiposo, medula óssea ou tecido gengival) podem ser utilizadas para promover a regeneração de tecidos moles peri-implantares saudáveis. Estão em curso investigações para melhorar o isolamento e a proliferação de células estaminais, bem como para otimizar a sua diferenciação em tecido gengival.

- **Plasma rico em plaquetas (PRP) e fibrina rica em plaquetas (PRF)**: Estes produtos biológicos, derivados do sangue do doente, já são utilizados para melhorar a cicatrização de feridas e a regeneração de tecidos moles. As inovações futuras podem aumentar a sua eficácia na promoção de uma cicatrização mais rápida e previsível dos tecidos após procedimentos de enxerto.

B. Materiais bioactivos e reabsorvíveis

Os investigadores estão a concentrar-se no desenvolvimento de biomateriais avançados que não só apoiem a cicatrização dos tecidos moles, mas também interajam biologicamente com os tecidos circundantes para melhorar a integração e a cicatrização dos enxertos. Estes materiais podem servir como suportes para promover o crescimento celular e a regeneração dos tecidos.

- **Scaffolds à base de colagénio e hidrogel**: Estão a ser desenvolvidos novos biomateriais, tais como suportes à base de colagénio e hidrogéis, para auxiliar a regeneração dos tecidos moles. Estes materiais são biodegradáveis e oferecem uma libertação controlada de factores de crescimento para melhorar a formação de tecidos.

- **Membranas sintéticas e biocompatíveis**: As membranas que proporcionam uma barreira física para os enxertos de tecidos moles, evitando a contaminação e assegurando uma cicatrização adequada, estão a tornar-se mais sofisticadas. Estas membranas estão atualmente a ser concebidas para melhorar a integração dos tecidos moles e do osso à volta dos implantes.

2. Inovações tecnológicas em cirurgia de implantes e gestão de tecidos moles

A. Tecnologia laser na gestão dos tecidos moles

A tecnologia laser está a ganhar destaque na cirurgia de tecidos moles, oferecendo uma alternativa menos invasiva às técnicas tradicionais baseadas em bisturi. Os lasers oferecem um controlo preciso, uma hemorragia reduzida, uma cicatrização mais rápida e uma estética melhorada.

- **Cirurgia assistida por laser**: Os lasers de díodo e os lasers de CO_2 estão a ser cada vez mais utilizados em procedimentos de enxerto de tecidos moles, no tratamento da mucosite peri-implantar e para melhorar o contorno dos tecidos. Os lasers podem remover ou remodelar com precisão os tecidos com danos térmicos mínimos, promovendo uma cicatrização mais rápida.

- **Laser para aumento de tecidos moles**: As inovações futuras podem incluir lasers que estimulam a produção de colagénio nos tecidos moles, melhorando ainda mais o sucesso do enxerto e a integração dos tecidos.

B. Conceção assistida por computador e impressão 3D

A aplicação de tecnologias de desenho assistido por computador (CAD) e de impressão 3D está a revolucionar a gestão dos tecidos moles à volta dos implantes dentários. Estas tecnologias permitem técnicas de enxerto altamente personalizadas, precisas e reprodutíveis.

- **Enxertos impressos em 3D**: Os investigadores estão a explorar a impressão 3D de materiais e estruturas de enxerto personalizados, concebidos para se adaptarem aos requisitos anatómicos de cada doente. Isto inclui a impressão de andaimes de tecido mole adaptados aos contornos do local do implante, melhorando as taxas de sucesso do enxerto.

- **CAD/CAM para moldagem de tecidos moles**: A tecnologia CAD pode agora ser utilizada para conceber pilares e outros componentes que melhoram a saúde e a estética dos tecidos moles. Com os sistemas CAD/CAM, os implantes podem ser posicionados de forma a garantir uma melhor adaptação dos tecidos moles, reduzindo a probabilidade de complicações como a recessão.

3. Prevenção de doenças peri-implantares e diagnósticos avançados

A. Deteção precoce de doenças peri-implantares

A capacidade de detetar doenças peri-implantares, como a mucosite peri-implantar e a peri-implantite numa fase precoce, será um fator de mudança na implantologia dentária. Estão a ser continuamente desenvolvidas ferramentas de diagnóstico avançadas para ajudar os médicos na deteção precoce destas doenças.

- **Diagnóstico com recurso a IA**: A integração da inteligência artificial (IA) na imagiologia radiográfica e na sondagem periodontal pode ajudar na identificação precoce de potenciais complicações em torno dos implantes. Os algoritmos de IA podem analisar radiografias e imagens clínicas para detetar sinais subtis de inflamação ou perda óssea.

- **Diagnósticos não invasivos**: Estão a ser exploradas novas técnicas de diagnóstico não invasivas, como a tomografia de coerência ótica (OCT), para detetar alterações nos tecidos moles e no osso à volta dos implantes. Estas tecnologias oferecem imagens de alta resolução e em tempo real dos tecidos peri-implantares sem a necessidade de procedimentos invasivos.

B. Implantes inteligentes para a prevenção de doenças

O futuro poderá assistir ao desenvolvimento de implantes inteligentes equipados com sensores e sistemas de administração de medicamentos para monitorizar a saúde dos tecidos moles e detetar sinais precoces de infeção ou doença.

- **Implantes com sensores incorporados**: Estes sensores podem monitorizar as alterações de temperatura, pressão ou mesmo a atividade microbiana em torno do implante. Os dados recolhidos podem ser utilizados para prever o aparecimento de doenças peri-implantares, permitindo uma intervenção atempada.

- **Implantes de libertação de fármacos**: Os implantes poderão em breve ter a capacidade de libertar agentes antimicrobianos localizados ou factores de crescimento para prevenir infecções ou promover a cicatrização. Isto poderá ajudar a prevenir a peri-implantite e a melhorar a saúde geral dos tecidos peri-implantares.

4. Abordagens personalizadas para o tratamento de tecidos moles

A. Abordagens genéticas e baseadas em biomarcadores A compreensão dos factores genéticos e moleculares que influenciam a cicatrização dos tecidos moles e a suscetibilidade a doenças pode conduzir a abordagens mais personalizadas à terapia com implantes.

- **Perfil genético**: Os tratamentos futuros podem envolver testes genéticos para identificar indivíduos com maior risco de complicações dos tecidos moles, como a peri-implantite. Ao compreender as predisposições genéticas, os médicos podem adaptar os planos de tratamento para minimizar os riscos.

- **Monitorização baseada em biomarcadores**: Os avanços na deteção de biomarcadores poderão permitir aos médicos monitorizar a saúde dos tecidos em tempo real, facilitando a gestão dos tecidos moles à volta dos implantes. Os biomarcadores podem ser utilizados para identificar a presença de inflamação, infeção ou outras complicações a nível molecular.

B. Regeneração personalizável dos tecidos moles

O futuro da gestão de tecidos moles envolverá provavelmente terapias mais individualizadas, em que os planos de tratamento são personalizados de acordo com as necessidades únicas de cada doente.

- **Materiais de enxerto personalizados**: Os investigadores estão a concentrar-se no desenvolvimento de enxertos de tecidos moles personalizados que correspondam às caraterísticas únicas dos tecidos do doente. Isto pode envolver a combinação de materiais biológicos com tecnologia avançada de andaimes para criar enxertos que sejam mais bem integrados e mais bem sucedidos.

- **Abordagens cirúrgicas personalizadas**: As técnicas cirúrgicas serão cada vez mais personalizadas, com os avanços na imagiologia e no software de planeamento a permitirem a colocação precisa de implantes e enxertos para corresponder à anatomia do paciente, optimizando tanto a função como a estética.

5. Técnicas Minimamente Invasivas

Prevê-se que a tendência para a medicina dentária minimamente invasiva continue, com a gestão dos tecidos moles a tornar-se mais refinada através de técnicas que reduzem o desconforto do paciente e o tempo de recuperação.

A. Técnicas micro-cirúrgicas

As abordagens microcirúrgicas, que utilizam instrumentos especializados e ampliação, tornar-se-ão mais comuns nos procedimentos de enxerto de tecidos moles. Estas técnicas permitem uma manipulação de tecidos altamente precisa e reduzem as complicações pós-operatórias.

B. Técnica Cirúrgica Pinhole (PST)

As inovações na Técnica Cirúrgica Pinhole (PST) para a reparação da recessão dos tecidos moles são susceptíveis de registar novos avanços. A PST é um procedimento minimamente invasivo que permite o reposicionamento do tecido gengival sem a necessidade de enxertos. As melhorias futuras podem tornar esta técnica mais eficaz e aplicável a um maior número de pacientes.

Conclusão

O futuro da gestão de tecidos moles em implantologia dentária apresenta possibilidades interessantes com os avanços contínuos em materiais, tecnologias e cuidados personalizados. Desde a engenharia de tecidos autólogos à integração da IA e da impressão 3D, o campo está preparado para revolucionar a forma como os médicos abordam a saúde e a estética dos tecidos moles à volta dos implantes. Com estas inovações, a gestão dos tecidos moles à volta dos implantes tornar-se-á mais previsível, eficiente e centrada no paciente, conduzindo a melhores resultados e a uma melhor qualidade de vida para os pacientes.

REFERÊNCIAS:

1. Cavalcanti, L. L., & Figueiredo, L. M. (2020). Cuidados pós-operatórios em cirurgia de implante dentário : Influência das técnicas de sutura e cicatrização. Journal of Prosthetic Dentistry, 123(5), 699-705. https://doi.org/10.1016Zj.prosdent.2019.09.001

2. Hammerle, C. H. F., & Chen, S. T (2008). Aumento ósseo por meio de enxerto

de tecido mole: Implicações para a cirurgia de implantes. Clinical Oral Implants Research, 19(Suppl. 4), 75-79. https://doi.org/10.1111/j.1600-0501.2008.01571.x

3. Mombelli, A., & Lang, N. P. (2009). A influência da gestão dos tecidos moles no sucesso da terapia com implantes. Periodontologia 2000, 47(1), 38-57. https://doi.org/10.1111/j.1600-0757.2009.00322.x

4. Gomez, J. A., & Tarnow, D. P. (2019). O futuro da implantologia dentária: Inteligência artificial, impressão 3D e técnicas regenerativas. Implantodontia, 28(6), 509515. https://doi.org/10.1097/ID.0000000000000907

5. Pikos, M. A. (2018). Inovações na gestão de tecidos moles em torno de implantes dentários: Avanços em biomateriais, impressão 3D e engenharia de tecidos. Implantodontia, 27(4), 401-409. https://doi.org/10.1097/ID.0000000000000763

6. Berglundh, T., & Zitzmann, N. U. (2018). Peri-implantite: Uma doença infecciosa? Journal of Clinical Periodontology, 45(Suppl. 20), S139-S150. https://doi.org/10.1111/jcpe. 12984

7. Sanz, M., & Chapple, I. L. C. (2012). Investigação clínica sobre doenças peri-implantares: Relatório de consenso do Grupo de Trabalho 4. Periodontologia 2000, 60(1), 217-227. https://doi.org/10.1111/j.1600-0757.2012.00463.x

Capítulo 26: Materiais e técnicas emergentes

A. Materiais biomiméticos

Os materiais biomiméticos são concebidos para imitar as propriedades naturais dos tecidos orais, promovendo uma melhor integração com os tecidos moles peri-implantares.

- **Scaffolds biodegradáveis e bioactivos**: Os andaimes feitos de materiais biodegradáveis, como o colagénio, a hidroxiapatite ou os polímeros sintéticos, estão a ser desenvolvidos para apoiar a regeneração dos tecidos, sendo gradualmente substituídos por tecido natural. Estes materiais fornecem um quadro estrutural para as células crescerem e se desenvolverem em tecidos moles saudáveis.

- **Hidrogéis com encapsulamento de células**: Os hidrogéis que encapsulam células, incluindo células estaminais ou fibroblastos, têm-se mostrado promissores na regeneração de tecidos moles perdidos ou danificados. Estes materiais são biocompatíveis, apoiam o crescimento celular e proporcionam um ambiente hidratado propício à cicatrização.

B. Factores de crescimento e produtos derivados de plaquetas

Os factores de crescimento e os produtos derivados de plaquetas continuam a desempenhar um papel fundamental na regeneração e cicatrização dos tecidos moles.

- **Fibrina rica em plaquetas (PRF)**: A PRF está a ser cada vez mais utilizada para melhorar a cicatrização de tecidos moles em redor de implantes. As suas propriedades de libertação lenta permitem a administração sustentada de factores de crescimento, ajudando a regeneração dos tecidos e melhorando a integração do enxerto.

- **Proteínas Morfogenéticas Ósseas (BMPs)**: As BMPs, embora utilizadas principalmente para a cicatrização óssea, estão a ser exploradas pelo seu potencial na regeneração dos tecidos moles . A sua capacidade para estimular o crescimento e a cicatrização dos tecidos pode oferecer novas vias para melhorar os tecidos moles à volta dos implantes.

C. Revestimentos de inspiração biológica para implantes

Estão a ser desenvolvidos revestimentos bio-inspirados, incluindo os feitos de colagénio ou ácido hialurónico, para melhorar a fixação dos tecidos moles aos implantes.

- **Revestimentos hidrofílicos**: Estes revestimentos melhoram a integração dos tecidos moles, proporcionando uma superfície mais adequada para a adesão e o crescimento das células. Podem também melhorar a prevenção de doenças peri-implantares, actuando como uma barreira contra a colonização bacteriana.

- **Revestimentos à base de nanotecnologia**: Estão a ser desenvolvidos nanorrevestimentos para melhorar a regeneração dos tecidos, promovendo respostas celulares a nível molecular. Estes revestimentos melhoram as interações da superfície do implante com os tecidos moles, melhorando potencialmente os tempos de cicatrização e os resultados estéticos.

Capítulo 27: Tendências e Investigação na Preservação e Melhoria dos Tecidos MolesA. Preservação de tecidos moles à volta de implantes

À medida que aumenta a procura de resultados estéticos mais previsíveis e duradouros, a preservação do volume e da saúde dos tecidos moles peri-implantares tornou-se um dos principais objectivos.

- **Abordagens de Engenharia de Tecidos**: Os avanços na engenharia de tecidos, particularmente a utilização de células estaminais e suportes de biomateriais, estão a ser explorados para regenerar tecidos moles perdidos devido a doença periodontal ou cirurgias anteriores. Estas abordagens têm como objetivo fornecer tecido que se assemelhe às estruturas gengivais naturais.

- **Técnicas cirúrgicas para preservação de tecidos moles**: Técnicas como o **procedimento de implante sem retalho, a preservação do rebordo** e o **aumento dos tecidos moles** foram concebidas para minimizar o traumatismo dos tecidos moles durante a colocação do implante, preservando assim a sua saúde e volume ao longo do tempo.

- **Posicionamento do implante para preservação dos tecidos moles**: A investigação sugere que o posicionamento dos implantes dentários, incluindo a colocação da plataforma do implante e a angulação, pode ter impacto na saúde e na preservação dos tecidos moles circundantes. As técnicas futuras visam posicionar os implantes de forma óptima para manter ou mesmo aumentar o volume dos tecidos moles peri-implantares.

B. Melhorar os resultados estéticos

A estética dos implantes dentários, particularmente na região anterior, depende muito da saúde dos tecidos moles circundantes. A investigação está a centrar-se cada vez mais em melhorar estes resultados.

- **Pilares personalizados e modelação gengival**: Estão a ser desenvolvidos pilares personalizados que reproduzem de perto o contorno natural da gengiva para melhorar o tecido mole à volta do implante. As técnicas de escultura gengival, incluindo a moldagem assistida por laser, estão a ser optimizadas para criar a arquitetura ideal do tecido mole para uma aparência mais natural e estética.

- **Utilização de terapias regenerativas**: Estão a ser exploradas terapias regenerativas inovadoras, incluindo a administração de factores de crescimento e técnicas de enxerto avançadas, para melhorar o volume e o contorno dos tecidos moles à volta dos implantes. Estas abordagens têm como objetivo criar um resultado estético mais realista e estável.

C. Abordagens minimamente invasivas

As técnicas minimamente invasivas ganharam popularidade pela sua capacidade de reduzir o tempo de cicatrização, melhorar o conforto e manter a integridade dos tecidos.

- **Técnicas microcirúrgicas**: O advento da microcirurgia, facilitado pela ampliação melhorada e pelas ferramentas de precisão, tornou os procedimentos nos tecidos moles à volta dos implantes mais eficazes e menos traumáticos. Esta abordagem resulta numa recuperação mais rápida e em menos cicatrizes, conduzindo a melhores resultados cosméticos.

- **Técnica Cirúrgica Pinhole (PST)**: A técnica cirúrgica pinhole, um método avançado minimamente invasivo, está a ser utilizada para tratar a recessão dos tecidos moles sem a necessidade de enxertos. Esta técnica pode ter aplicações na melhoria da estética dos tecidos peri-implantares.

Capítulo 28: Conclusão e implicações clínicas

A gestão dos tecidos moles em torno dos implantes dentários está a sofrer uma transformação significativa, impulsionada pelo desenvolvimento de novos materiais, técnicas e tecnologias. As tendências emergentes, como a utilização de materiais biomiméticos, terapias com células estaminais e tecnologias de imagiologia avançadas, estão a melhorar a previsibilidade e os resultados dos procedimentos de implantes. A mudança para técnicas minimamente invasivas, a incorporação de abordagens regenerativas e o enfoque na preservação da saúde dos tecidos moles durante a colocação de implantes estão a contribuir para melhores resultados clínicos.

Clinicamente, estes avanços significam que os dentistas dispõem agora de uma gama mais vasta de ferramentas e estratégias para otimizar a saúde dos tecidos moles e a estética em torno dos implantes. À medida que o campo continua a evoluir, os médicos dentistas devem manter-se actualizados sobre os últimos desenvolvimentos para prestarem os melhores cuidados aos seus pacientes.

Referências:

1. Gomez, J. A., & Tarnow, D. P. (2019). O futuro da implantologia dentária: Inteligência artificial, impressão 3D e técnicas regenerativas. Implantodontia, 28(6), 509515. https://doi.org/10.1097/ID.0000000000000907

2. Pikos, M. A. (2018). Inovações na gestão de tecidos moles em torno de implantes dentários: Avanços em biomateriais, impressão 3D e engenharia de tecidos. Implantodontia, 27(4), 401-409. https://doi.org/10.1097/ID.0000000000000763

3. Hammerle, C. H. F., & Chen, S. T. (2008). Aumento ósseo por meio de enxerto de tecido mole: Implicações para a cirurgia de implantes. Clinical Oral Implants Research, 19(Suppl. 4), 75-79. https://doi.org/10.1111/j.1600-0501.2008.01571.x

4. Berglundh, T., & Zitzmann, N. U. (2018). Peri-implantite: Uma doença infecciosa? Journal of Clinical Periodontology, 45(Suppl. 20), S139-S150. https://doi.org/10.1111/jcpe. 12984

5. Sanz, M., & Chapple, I. L. C. (2012). Investigação clínica sobre doenças peri-implantares: Relatório de consenso do Grupo de Trabalho 4. Periodontologia 2000, 60(1), 217-227. https://doi.org/10.1111/j.1600-0757.2012.00463.x

6. Cavalcanti, L. L., & Figueiredo, L. M. (2020). Cuidados pós-operatórios em cirurgia de implantes dentários: Influência das técnicas de sutura e cicatrização. Journal of Prosthetic Dentistry, 123(5), 699-705. https://doi.org/10.1016Zj.prosdent.2019.09.001

7. Tomasi, C., & Lang, N. P. (2016). Considerações sobre tecidos moles em implantologia dentária: Diretrizes clínicas e diretrizes para a regeneração de tecidos moles. Periodontologia 2000, 72(1), 83-101. https://doi.org/10.1111/prd.12162

Capítulo 29: Resumo dos pontos principais

- **Materiais biomiméticos**: Os materiais emergentes, como os suportes biodegradáveis e os hidrogéis que encapsulam células, estão a melhorar a regeneração dos tecidos moles à volta dos implantes.

- **Factores de crescimento**: A utilização de PRF e de factores de crescimento está a melhorar a cicatrização e a integração do enxerto, reduzindo as complicações.

- **Revestimentos de inspiração biológica**: Estão a ser desenvolvidos revestimentos hidrofílicos e nanorrevestimentos em implantes para melhorar a fixação dos tecidos moles e reduzir o risco de infeção.

- **Engenharia de tecidos**: As terapias com células estaminais e as técnicas regenerativas estão a ser exploradas para a regeneração e preservação de tecidos moles em torno de implantes.

- **Técnicas Minimamente Invasivas**: A microcirurgia e técnicas como a PST estão a melhorar os resultados dos tecidos moles com menos desconforto para o paciente e uma recuperação mais rápida.

- **Resultados estéticos**: Os pilares personalizados e as técnicas de escultura de tecidos moles estão a ajudar a obter resultados mais naturais e esteticamente agradáveis à volta dos implantes.

Estes materiais e técnicas emergentes oferecem possibilidades interessantes para o futuro da implantologia dentária, melhorando os resultados funcionais e estéticos para os pacientes, ao mesmo tempo que aumentam a precisão e a previsibilidade dos procedimentos.

Abreviaturas:

Seguem-se algumas abreviaturas comuns relacionadas com a gestão de tecidos moles para implantes e procedimentos dentários:

1. **PRF** – Platelet-Rich Fibrin

2. **BMPs** – Bone Morphogenetic Proteins

3. **CTG** – Connective Tissue Graft

4. **FGG** – Free Gingival Graft

5. **PST** – Pinhole Surgical Technique

6. **PRP** – Platelet-Rich Plasma

7. **GTR** – Guided Tissue Regeneration

8. **PDGF** – Platelet-Derived Growth Factor

9. **BFS** – Biological Fluid Scaffold

10. **CAD/CAM** – Computer-Aided Design/Computer-Aided Manufacturing

11. **RH** – Ridge Height

12. **RV** – Ridge Volume

13. **PDL** – Periodontal Ligament

14. **OHI** – Oral Hygiene Instructions

15. **CI** – Clinical Implant

16. **SAD** – Soft Tissue Augmentation and Defects

17. **SI** – Surgical Incision

18. **TAD** – Temporary Anchorage Devices

19. **LAP** – Laser-Assisted Periodontal Therapy

20. **AB** – Abutment

21. **OS** – Osteointegration

22. **FGR** – Fibro-Gingival Repair

23. **MRP** – Minimum Restorative Position

24. **BiO** – Biological Optimization

25. **PDR** – Periodontal Disease Regression

26. **VOI** – Volume of Interest

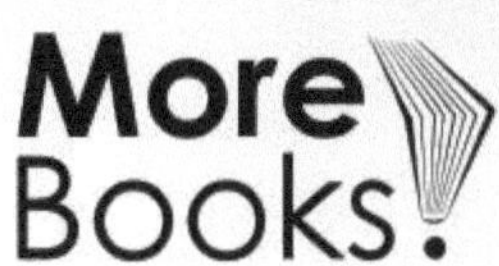
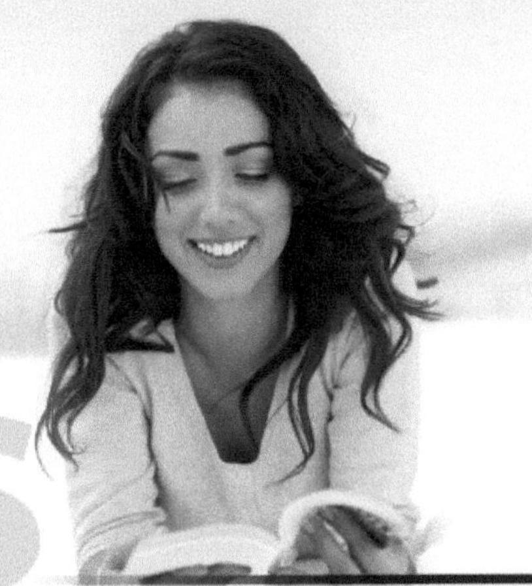

yes
I want morebooks!

Buy your books fast and straightforward online - at one of world's fastest growing online book stores! Environmentally sound due to Print-on-Demand technologies.

Buy your books online at
www.morebooks.shop

Compre os seus livros mais rápido e diretamente na internet, em uma das livrarias on-line com o maior crescimento no mundo! Produção que protege o meio ambiente através das tecnologias de impressão sob demanda.

Compre os seus livros on-line em
www.morebooks.shop

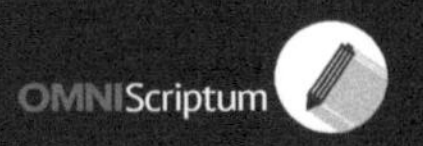

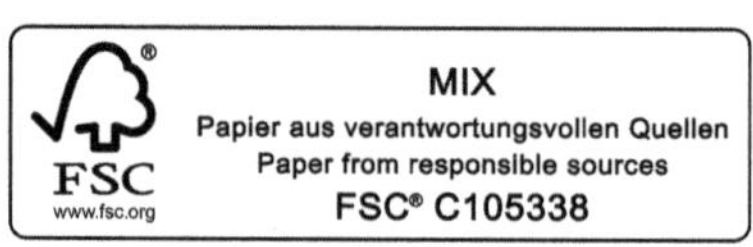

Printed by Books on Demand GmbH, Norderstedt / Germany